健康へのヒント!

abit of
self!

向き合う

「ゆるませ習慣」のススメ

みなみ整体院・院長／江戸人からだ研究会代表

南 直樹

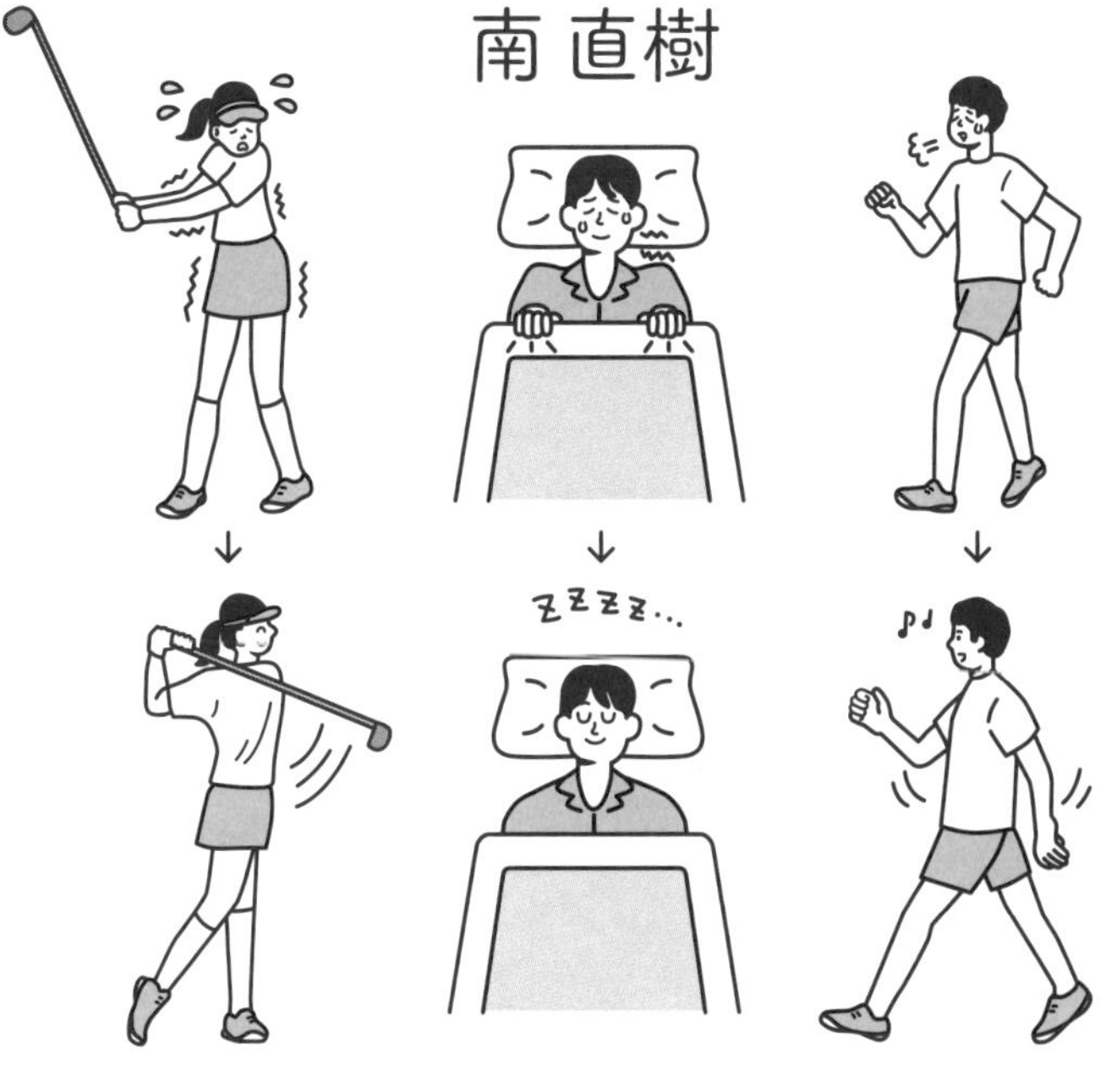

HAGAZUSSA BOOKS

はじめに

みなさん、毎日身体に不調を感じることなく、快適に過ごしていますでしょうか？

「忙しくても疲れない身体を手に入れる！」

「『力まず、ゆるふわ』が健康へのヒント！」

これらのメッセージが目に入り、本書を手に取っていただいたのであれば、おそらく「たまっているこの疲れ、どうにかならないかな」

「健康でいたいけど、何かいい方法はないかな」

など、なんらかの不安や悶々とした思いを抱えている、という人がほとんどではないでしょうか。

例えば、改めて今の自分に、聞いてみてください。

チェック☑してみましょう

「こんなお悩みはありませんか?」

- □ 毎日疲労を感じている
- □ 朝、スッキリ起きられない
- □ 日々の運動や食事など努力しているが、パフォーマンスが上がらない
- □ 肩こり、腰痛などの不調がある
- □ 胃や腸がいまいち調子がよくない日が多い
- □ ストレッチや筋トレをしても、体がラクにならない
- □ 整体やマッサージの直後はスッキリするが、長続きしない
- □ 周りの人から「顔色が悪い」「姿勢が悪い」と言われる
- □ 寝違えやぎっくり腰を繰り返す
- □ 単純作業でも、すぐ疲れる
- □ 座りっぱなし、立ちっぱなしなど、長時間同じ体勢でいるのがつらい

チェックリストのうち、みなさんは何項目にチェックが入ったでしょうか？　加えて、チェックが入った項目のうち、その原因や改善方法がご自身でわかっているものは、いくつありましたか？

特に、このチェックリストのうち、「肩こり、腰痛などの不調がある」という項目にチェックを入れた人は多いのではないかと思います。その不調を感じた時、みなさんはどう対処していますか？　その凝り固まった肩や腰を、マッサージ店などでゴリゴリともみほぐしてもらったりしていないでしょうか？

きっと、マッサージを終えた直後は、なんとなくラクになった、肩や腰が軽くなった、そんな気がする。うまくいけばその翌朝までは、あるいは2日後くらいまでは調子がよかったけれど、いつの間にか「元に戻ってしまった」――そう嘆いたことはないでしょうか？

そもそもなぜ、肩こりや腰痛の「改善策」として、ゴリゴリともみほぐしてくれるマッサージ店を選んだのでしょうか。マッサージ店に駆け込むほどつらくなる前は、何もしなくても本当に平気だったのでしょうか。そのつらさが生まれた要因はなんだったのでしょう？　該当部分の筋肉が力んで固まってしまったから？　それによって血流が悪くなってしまったから？　もしかしたら、肩の筋肉が力む原因を作ってしまったのは、長時間のデスクワークで、それをせざるを得なかったのは、職場の上司からのプレッシャーが強かったからでは――？

不調の原因・要因を探っていけば、実はさまざまなことが折り重なって引き起こされたのではないか、という考え方ができるはずです。ただ筋肉の凝り固まりだけが原因であれば、確かにもみほぐせばいいのかもしれませんが、ほかの要因を考えると、それだけでは「根本的な解決」には至らないことが想像できるのではないでしょうか。

同時に、マッサージのように一時的な処置を行い、「ラクになった」と思っても、「またすぐに元に戻ってしまった」と感じたことがある人も多いですよね。この「**戻る**」という表現に違和感はありませんか？

ここで言う、「**元の身体**」はマッサージを受ける前の、つらさがピークを迎えた時の身体を指しているのでしょう。しかし、それは「あなたの元の身体」といえるのでしょうか？　あなたが指しているのは本来のあなたの身体ではなく、**「凝り固まってつらくなった2日前の身体」**ですよね。**その2日前のつらさとマッサージの効果が薄れた今日のつらさは、そもそも同じなのでしょうか？　戻ったのではなく、さらに悪くなったという可能性はありませんか――？**

こう考えていくと、みなさんは「今の自分の身体」を正しく理解しているといえるでしょうか？　きっと、自信をもって自分の身体を理解していると言い切れる人は少ないはずです。

自分にとっての健康を見つめ直すきっかけに

私は今、東京・月島にある「みなみ整体院」で院長を務めています。同時に、江戸人からだ研究会の代表を務めており、私自身の健康に対する哲学とケア・トレーニング法をお伝えすべく、一般の方から整体師まで幅広い層に向けてセミナー活動をしています。

学生時代から身体と身体の使い方に関心が強く、合気道ほかさまざまな武道を極めながら、独自の理論を構築し、整体の道を歩んできました。

その中で、ご自身の身体と正しく向き合えぬまま、間違った健康法にお金と時間を注ぎ込んでいるために、肝心の改善にはつながらず、「なんとなく不調」という状態に悩む患者さんにたくさん出会ってきました。

先に挙げた肩こり・腰痛の例のように、そもそも不調の原因は一つではありません。にもかかわらず、**「これをすれば健康になる」と思い込んだまま、間違った方向に努力を重ねてしまう人がほとんどです。**

だからこそ、私は本書で、みなさんが正しくご自身の身体と向き合うことができるようになり、ご自身にとって必要のない情報に踊らされることなく、ご自身の健康を見つめ直すきっかけを提供できたらと考えています。

第1章「あなたの健康リテラシー、間違っていませんか?」では、まずはなぜみなさんが間違った方向に努力してしまうのかを解説します。その原因となる健康リテラシーを見直していただくとともに、身体の「在り方」について理解し、自分の身体の状態を感じ取る「感覚値」の重要性もお伝えしています。

第2章「身体の力みに気づき身体の在り方を知ろう」では、みなさんがいかに知らぬ間に力んでしまっているのかを感じていただくためのチェック法をご紹介します。同時に自分の身体と向き合うとはどういうことなのか、お伝えできればと思います。

第3章「ゆるませ、本来の身体を目覚めさせる『身体開発』」では、まずは力みをゆるませ、みなさんのご自身の体に対する感覚値を上げ、身体を構造通りに正しく使えるようになるための「身体開発」についてお伝えします。

そして、「力みに気づき、ゆるませた身体」を手に入れるとどうなるのか――そこから見えてきた健康について書いたのが、第4章「『身体を固める』環境要因を理解し、ゆるませることを意識しよう」です。私は海外の患者さんにもたくさん施術をしてきました。その経験などを通して、力みやすい身体を作ってしまう日本社会の問題点も見えるようになりました。この視点は、あなたの身体を見つめ直すためのポイントにもなるはずです。

本書は従来の健康本や整体本とは違い、**「これだけすれば健康になれる」「これだけで身体が変わる」という一点突破の答えを提示するものではありません。ただ、「○○だけ」で〝あなたの身体〟を健康に導ける方法など、存在しないのです。**そのことを、まずは本書を通して知っていただき、〝あなたの身体〟を健康にする近道を見つけていただけたら幸いです。

Contents

Contents

第1章

あなたの健康リテラシー、間違っていませんか？

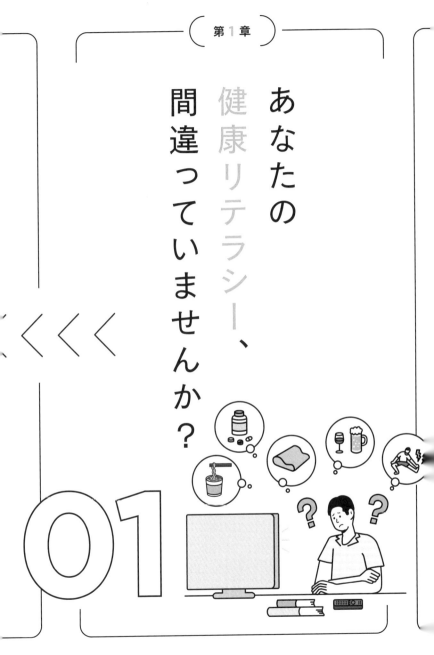

01

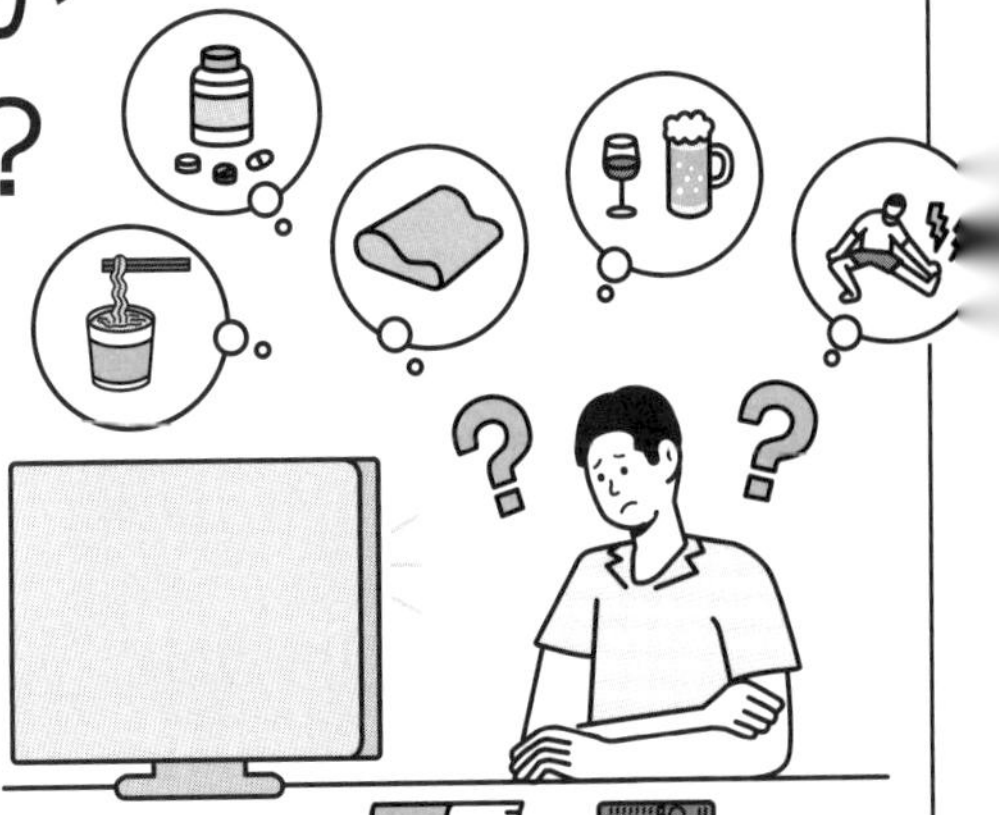

Chapter 01

1 「運動する＝健康」ではない

「健康のために何をしていますか？」

そう聞かれたら、みなさんはなんと答えるでしょうか？

「毎日ジョギングをするなど、運動を欠かしません」

「糖分や脂質を摂りすぎないよう食事に気をつけています」

「良質な睡眠を維持できるよう寝具にはこだわっています」

いずれも、間違ってはいないでしょう。しかし、そう答えたあなたは、自信をもって「自分は健康だ」と言えますか？

気をつけてはいるし、これといった痛みがあったり、深刻な不調を感じたりしているわけでもない。でも、なんだか自信はなく、健康のためにあれもこれも「やらなくちゃ」と、不安に駆られてしまう。そんな人は、読者のみなさんの中にも多いはずです。

けれどあなたが「健康のためにしていること」は、本当に〝**あなたの**〟身体にとって効果があるものなのでしょうか。

例えば、健康な80代の人に、その秘訣を聞いたとしましょう。すると、「毎日ウォーキングをすること」という答えが返ってきました。では果たして、誰もが毎日ウォーキングをしていれば健康になれるのでしょうか。

多くの場合、ここに大きな勘違いが生じています。この話を聞くと、まるで毎日ウォーキングをすることで健康になる、**つまりウォーキング自体が重要な「健康法」であるかのように捉えがち**です。でも実際には、「健康のためにウォーキングをする」のではなく、**「ウォーキングが好きだからやっている」ということが重要**なのであり、すなわちそれが**健康への近道**でもあります。

想像してみてください。毎日ウォーキングをしているすべての人が、80代になっても病気をせず、足腰が丈夫で健康な身体を保てているでしょうか。ウォーキングを日課にしていても、50代で腰や膝を痛めてしまう人もいれば、60代で大きな病気が見つかる人もいるでしょう。ウォーキングをしていれば健康かといえば、決してそうとは言い切れませんし、ウォーキングをしていなくても健康な人はたくさんいます。

その人が健康である要因は１００以上あり、反対に、不健康の原因ともいえる要因だって、１００以上あるのです。

健康を考える上で重要な、身体の「在り方」とは

どんな方法がその人の身体に合っていて、その方法がどう健康に効果的なのか。それは身体の「在り方」によって異なります。**在り方とは、筋肉、骨、関節、内臓などの身体のパーツを、ある動作をした時にこれらのパーツがどのように使われているかということを示します。**

あなたの立ち姿を見た時に、立つというその姿ではなく、その中身がどうなっているか、「○○骨がまったく使えていない」「○○筋に力が入りすぎている」「○○関節が固まっている」など、身体の構造上どうなっているか、ということです。

例えば、小学生とその母親がスマホで3時間の映画を観ているとしましょう。この時の

「状態」は、スマホの小さい画面をのぞき込むようにし、猫背になっている姿を指します。一方で「在り方」というのは、小学生はスマホを持つ手の○○骨と○○骨の間の○○筋に力が入っているけど、肩の○○筋には力が入っていないなぁ、母親のほうは両腕の○○筋と首から背中にかけての○○筋に力が入っていて、特に背中の○○関節はかなり固まってしまっていて動いていないから、代わりに○○関節に負担がかかって○○筋が力んでしまっているなぁ

スマホで動画を見ている時の

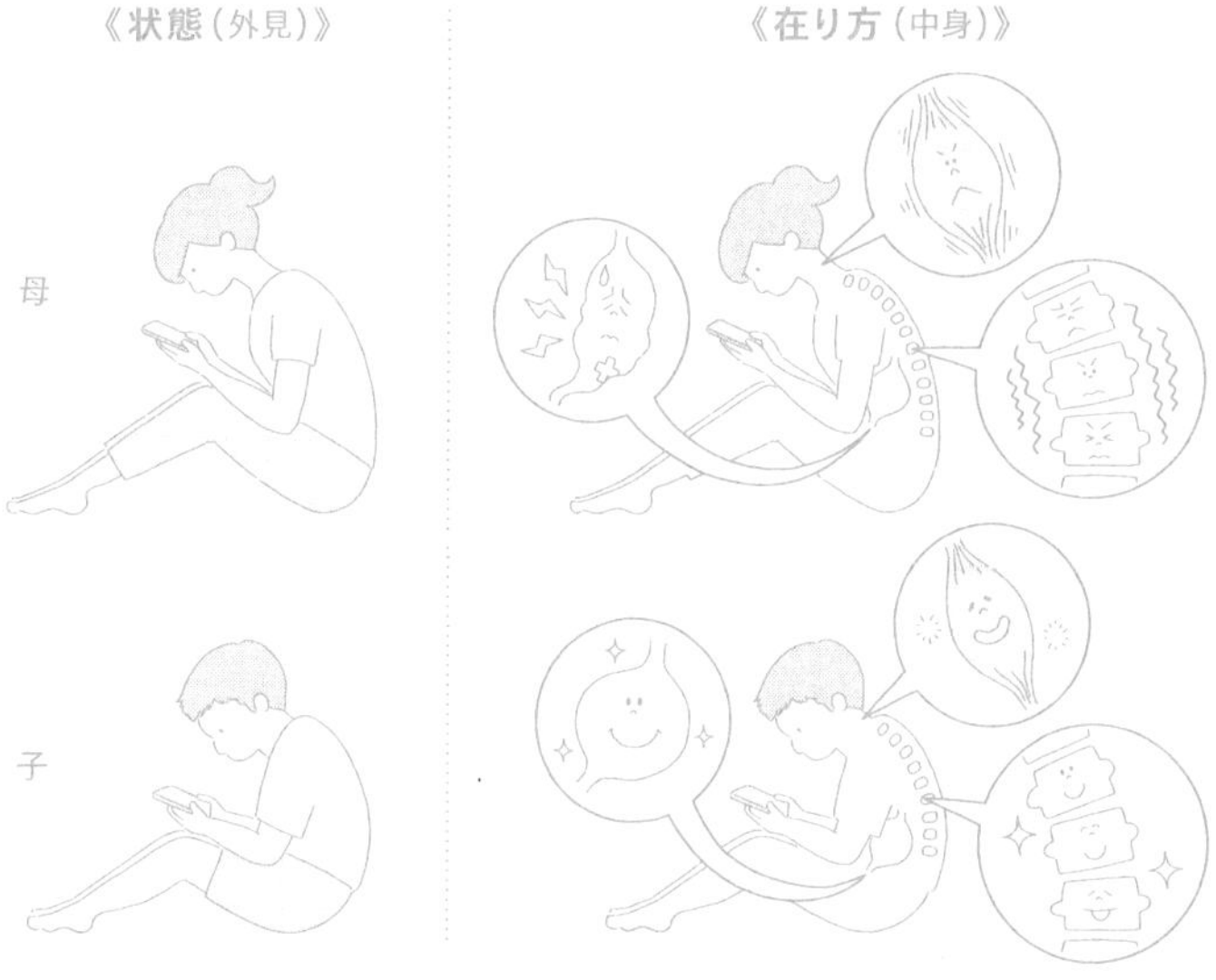

……というように、猫背でスマホ画面をのぞき込む姿（身体）の「中身」がどうなっているのかを指すものです。

小学生と母親ではこの身体の在り方が異なるため、たとえ3時間の映画をスマホで猫背になりながら観ていても、小学生は肩が凝ったり、首が痛くなったりすることはありません。それどころか、映画を観終わった後、また何時間でもゲームをし続けることができ、痛みなど感じることはないでしょう。対して母親は、スマホで長時間映画を観れば、首や肩、腕や手に加えて、目まで疲れてしまい、休憩を取りたくなる。スマホで映画を観るという同じ行為であっても、身体の在り方が異なるため、身体に出る反応がまったく異なるということです。

同じバッティングであっても、普通の野球選手と大谷翔平選手とでは身体の中身である「在り方」が異なるため、結果が大きく変わってきます。これは、大谷選手のほうが「背が高い」とか「筋肉量がある」とか、「最新の練習法を取り入れている」「優秀なコーチがいる」「食事のサポートがある」などとは関係のないことです。それぞれの在り方がどうあるのかをしっかり理解し、バッティングの方法ではなく、身体の在り方そのものを変えていくことが大切です。

言い換えれば、大谷選手を含めた超一流のアスリートのようになりたいのであれば、**何をしているかではなく、「何かしている時の身体の在り方がどうなっているのか」を理解できなければなりません。**

アスリートでなくても、デスクワーク中に感じる肩こりや腰痛に悩んでいる人も同様です。隣の席の人は同じ時間デスクワークをし

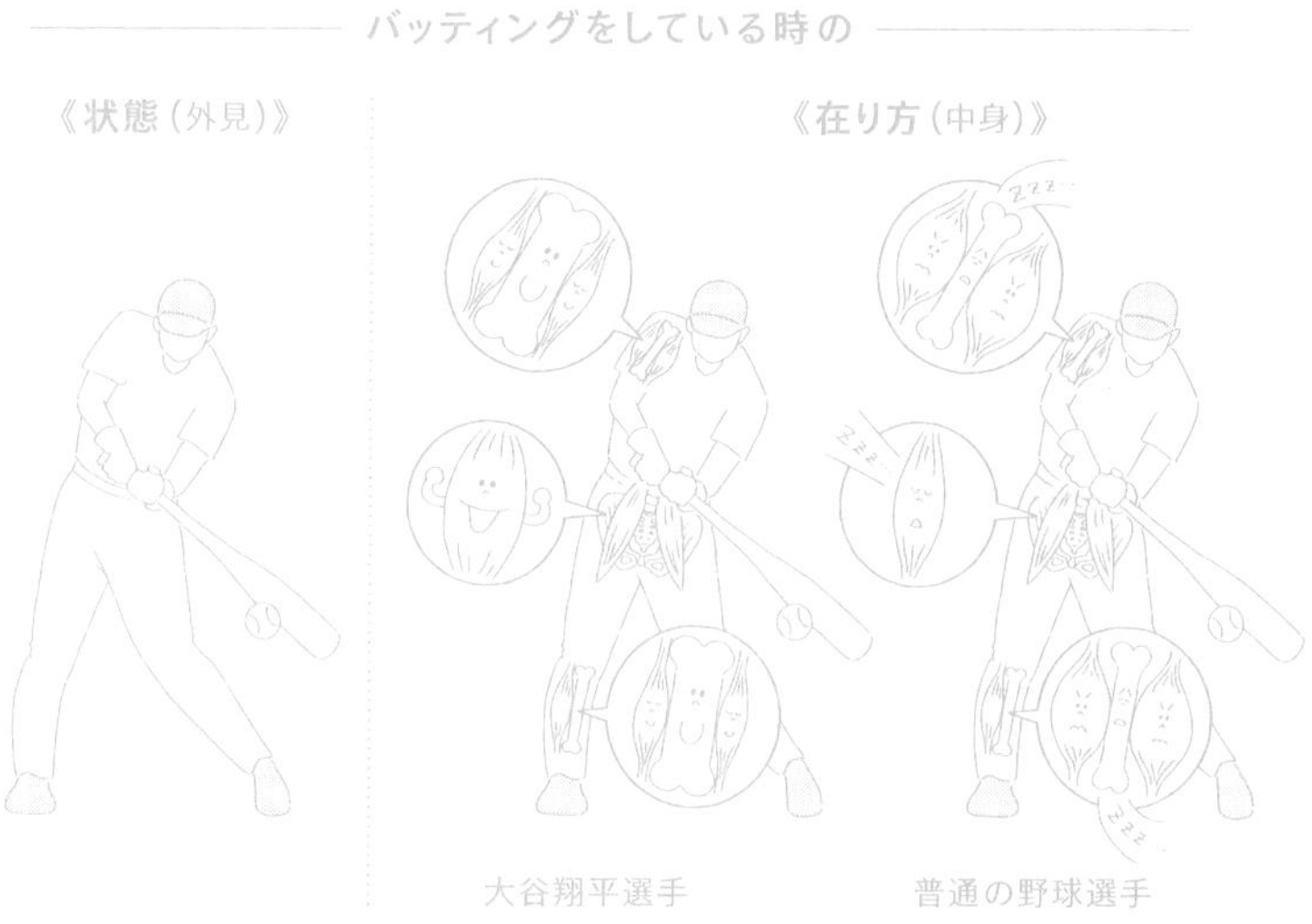

ても腰痛に悩んでいないのに、自分は悩んでいるとします。この時、デスクワーク中の身体の在り方が両者で違うため、仮にイスや机を替えてデスクワークをしても、悩みは解消されないままになってしまうのです。

何が自分にとっての健康法になるのかは、それぞれの身体の在り方によって変わります。ところが、多くの場合、「〇〇をしていると健康」という触れ込みをうのみにして、**誰かにとっての健康法が自分にも合う健康法だと思い込んではいないでしょうか。**

Chapter 01

2 “あなたの身体”に必要？ 不必要？

ほかにも、みなさんにはこんな「思い込み」はないでしょうか。

「柔軟性のある身体＝健康な身体」!?

身体が柔らかいと血流がよくなり、頭痛や肩こりの解消に効果があったり、ケガの予防になったりするといわれています。だからみなさん、ストレッチやヨガを一生懸命やったりする。それも、必ずしも間違いではありません。

ただ、〝あなたの〟身体には、それが必要ですか？ 場合によっては、ストレッチやヨガをしている時に「痛み」を感じることもあるはずです。その「筋肉が伸ばされているような痛み」＝効果と感じている人も少なくないようですが、本当にその痛みはプラスの作用でしょうか。

力んで固まったままの状態で無理に引き伸ばされた筋肉は、断裂を防ごうとしてより力んで固くなり、その結果、プラスの「効果」ではなくマイナスの「SOS」として痛みが出ている場合もあるのです。健康のために柔軟性を高めようとして行っているはずのストレッチやヨガで、身体をゆるめるどころか、力み、固くしてしまっては意味がありません。

そもそもバレリーナやヨガインストラクターなど、柔軟な身体を持っているであろう人が必ずしも健康とは限りませんよね。実際に、私たちの整体院に通う患者さんの中には、腰痛や関節痛に悩むヨガインストラクターさんたちも少なくありません。

よく考えてみれば当たり前のことですが、**「柔軟性がある＝健康」ではない**のです。

逆に「これは不健康」という例として、「タバコやお酒は身体に悪いから控えたほうがいい」という話もよく耳にします。

確かに浴びるほどお酒を飲み続けて肝臓を悪くしたり、なんらかの疾患があって医師に止められているにもかかわらずタバコを吸い続けて悪化させたりしたとなれば、それは感心できません。しかし、タバコも吸うし、お酒も飲むけれど90代まで元気に長生きしているという方もおられるのは事実です。実際に、122歳まで生きたフランス人女性が、生涯「赤ワイン」と「チョコレート」を欠かさず、100歳を超えても「タバコ」を吸っていた、という逸話も残っています。

つまり運動や柔軟性の有無がそれだけで健康のバロメーターとはいえないのと同じで、タバコをたくさん吸っているから、お酒を毎日飲むから……などなど、必ずしも**「○○をしているから不健康」と言い切れることは、そう多くはないのです。**

何事も、「適量」「適度」を知ること。「最近運動する時に呼吸がしにくい気がするから、タバコはしばらく控えよう」など、その時々の自分と向き合って、正しく判断していればいいのではないでしょうか。どんなにお酒の強い人でも、「今日は体調がいまいちだから1杯でやめておこう」とか、「今日は気持ちよく飲めているから10杯でも大丈夫だな」など、自分の身体の在り方に合わせて〝コントロール〟できていることが重要なのです。

Chapter 01

3 健康・不健康の原因と向き合う

ここまで説明してきたように、「健康」にも「不健康」にもさまざまな要因があり、単一的に「これが理由/原因」といえることは、そう多くはありません。だからこそ、みなさんの「健康への不安」はなかなか消えにくいともいえるでしょう。

運動はしていても、毎日食事の時間は不規則だし、ジャンクフードを食べてしまっているから。食事に気をつけていても、運動が苦手で筋肉量に自信がないから。質にはこだわっているものの、毎日忙しくて睡眠時間は5時間程度と短いから――。

結局は、健康に自信が持てない。

一般的に「健康によい」と言われている物事について、何かをしていても何かができていないとなれば、不安の要因になることがあります。また、「これは健康に悪い」と言われているものについては、どこからが「悪い」のか自分の目安を考えることなく、とにかく「排除しなければ」と考えてしまう。

おそらく健康に気を使っている人ほど、そうした傾向が強くなっているのではないでしょうか。しかし、それではいつまでたっても、健康に自信を持つことなどできません。

そもそもその「健康によい」と言われているものは、本当に〝あなたにとって〟よいのでしょうか。「健康に悪い」と言われているものは、〝あなたにとって〟悪いものですか？

例えばあなたがもし、生活習慣病を発症する可能性があるため、生活を見直しましょうと医師から告げられたとします。身長１７０センチ、90キロのあなたは、体重を標準的なレベルにまで落とさなければなりません。この時、おそらく医師は食事制限と運動の両方について指導するはずですが、医師に言われたからといって「痩せなきゃ」＝「とにかく運動しなきゃ」「とにかくカロリー制限しなきゃ」と思い込み、太ってしまった原因を考えず、極端な方法で体重を減らすことに走りがちです。

まずは食生活などの生活習慣を見直し、甘いものを食べすぎたからかな？　炭水化物と脂質中心で、野菜やたんぱく質が足りなかったからかな？　食べる時間が遅かったからかな？　ストレスが多く、ストレス解消で食べすぎてしまったからかな？　など、「なぜ体重が標準以上になってしまったのか」を見直さなければ、一時的に体重は減少してもリバウンドしてしまう可能性があります。

また、急な運動で膝を痛めるなど、ケガの原因にもなりかねません。太ってしまった原因もたくさんあるでしょうから、甘いものや運動不足のせいだと決めつけず、また一方で痩せる方法もたくさんあるため、医師やメディアで有酸素運動がよいと言われたからといって、自分の身体を知らずに急に始めることがよいとはいえないでしょう。

逆に、「健康に悪い」といわれているお酒についても、少し極端な話ではありますが、こんな例があります。

ある50代半ばの男性が、自宅で孤独死をしていました。その部屋には、たくさんのお酒の空き瓶や空き缶が転がっていたといいます。ここまで聞くと、多くの人は、急性アルコール中毒で亡くなったのではないか、と思うでしょう。しかし、その男性の死因は「アルコール関連死」。解剖の結果、血中のアルコール濃度は極めて低く、その代わりに「ケトン体」といわれるエネルギー源の値が上昇していたというのです。

この男性は、亡くなる半年ほど前から酒浸りで、食事はほとんどとらず、お酒ばかり飲んでいたそうです。そんな彼が風邪をひき、お酒を飲めなくなってしまった。すると、それまで唯一アルコールから得ていたエネルギー源がなくなってしまい、身体についたわずかな脂肪を燃焼させることで、ケトン体というブドウ糖の代替エネルギーを作り上げてしまったのです。

一時期「低糖質（ケトン体）ダイエット」（糖の摂取量を極端に減らして、ケトン体生成のために脂肪を燃焼させるダイエット）として話題になったこともあるため、その存在をご存じの方もいるかもしれません。

そもそもケトン体自体は、決して悪いものではありません。しかしこのケトン体は酸性物質のため、急激に増加してしまうと血中のｐＨ（水素イオンの酸性／アルカリ性の濃度）

を調整することができなくなり、身体の機能が正常に保たれなくなってしまうのです。結果、この男性は、アルコールが関連した、ケトン体の急増による機能不全で亡くなった、ということになります。

一見、アルコールが原因のように思えますが、そうではなく、そこにはいろんな要因が重なり合って、徐々に身体が壊されていったのです。

元をたどれば、男性は50代半ばの、まだ元気に働けるうちにリストラに遭い、それが原因で離婚され、一人ぼっちになってしまったことから自暴自棄になり、お酒に走ってしまった。そして風邪をひいたことが最後のきっかけとなってしまったのでしょう。

一日の終わりに、1杯のお酒を飲むことがストレス発散となり、翌日もがんばれるという人もいるでしょう。この男性にとっても、眠れない毎日を唯一癒やしてくれたのが、お酒だったのかもしれません。お酒は、必ずしも悪いものとは限りません。

「不健康」にも、やはりさまざまな要因が含まれています。取り上げた例についても、「お酒が原因」と言い切ってしまえばそれまででしょうが、彼が不健康になった原因は、本当にお酒だけだったといえるのでしょうか。

「健康」も「不健康」も、特定のものとの因果関係だけで説明できることなどないに等しいにもかかわらず、「○○で健康になる」というあおり文句に、人はすぐに飛びついてしまう。本当にそれが〝あなたの〟身体に必要かどうかは説明できなくても、「○○をしているから安心」と、自分に言い聞かせる。でもそんな健康法は次から次へと出てくるわけですから、結局、テレビやYouTube、雑誌、ネット、SNSなどでうたわれている「健康のための○○」ができていないと、すぐにまた不安になってしまうのではないでしょうか。

いつまでも「話題の健康法」「みんながやっている健康法」に踊らされているだけでは、自信をもって「健康です」と言える日は、永遠にやってこないでしょう。

Chapter 01

4 不要な健康ビジネスに惑わされない

なぜ、流行りの健康法に飛びつくだけではダメなのか。すでに十分理解してくれた読者も多いでしょうが、もう少し掘り下げて話してみたいと思います。

快眠のために高価な枕やマットレスを購入する人は数多くいます。良質な睡眠も、健康には欠かせないものだと言われていて、近年では快眠のために枕やベッドにこだわる人も増えてきました。

しかし、オーダーメイドの自分に合った枕を買って安心かと思いきや、仰向けのほうがよく眠れるのか、横向きでないと眠れないのかによっても、その枕で「良質な睡眠」にたどり着けるかどうかに違いがあるでしょうし、昨日は少し肌寒かったからこの掛け布団で心地よかったけど、今日は暑くて、いくら通気性がよくてもこの布団では寝苦しいなど、その日の天候やコンディション次第では、〝今日のあなた〟にとって必要な寝具は都度変わってしまうでしょう。

そう考えれば、**〝今日のあなた〟が選んだ寝具は、〝明日のあなた〟にとって本当に寝心地のいいものなのでしょうか。**そもそも子どもたちは、床やソファー、ベンチやベビーカーの中など、どこでも、どんな寝具でもぐっすり眠ることができます。おかしな体勢で寝てしまったとしても、「あぁ、体中が痛いな。具合が悪い」と訴えてくる子どもはいないですよね。本当に、良質な睡眠には良質な寝具が〝必要〟なのでしょうか。

また、家に健康器具の一つや二つ、ある人も多いのではないでしょうか。健康器具は、いつの時代もなくなることがありません。次々に新製品が出てきます。

ぶら下がり健康器、足つぼ刺激マット、フラフープ、EMS機器、マッサージチェア、姿勢改善クッション、ストレッチポール、トランポリン、縄跳び、骨盤矯正ベルト、マッサージガン……これまで流行った健康器具は挙げればキリがないですが、毎年新しいモノが出ている状況です。

使ってみては効果があるかを確認し、最初は効いている気がして何日か続けてみるものの、そのうち効いているのかわからなくなり、毎日やるのにも飽きて、部屋の隅のインテリアになり、ほこりをかぶって物置へ。健康のための器具は、購入者を健康にするという役割を果たせず終わってしまいます。

あなたの目が新製品に向くのは、健康に対して「何かしなければならない」という不安や「これなら私にもできそう」「自分の悩みを解決してくれそう」といった好奇心からきているのではないでしょうか。

健康に必要なのは「モノ」や「方法」ではない

では、購入する時に、〝その〟健康器具によって来月、来年、数年先のあなたの健康がイメージできていますか？

そもそも「これを使うと健康になる！」というモノになぜ次々と新しいモノが出てきて、

先代のモノは淘汰されてしまうのでしょうか。〝その〟姿勢改善クッションで姿勢が改善されるのであれば、新しいモノなど出てこないはずです。姿勢に対する最新のデータが出てきたからですか？　そうではなく、〝その〟姿勢改善クッションでは改善しきれないからですよね。

確かに〝その〟クッションは姿勢にいいのかもしれません。人間工学に基づいているのかもしれません。しかし、すべての人が〝その〟姿勢改善クッションで〝それぞれの〟姿勢を改善できるわけではありませんし、姿勢が悪い・悪くなった要因もたくさんあるため、○○なら改善できるということではないのです。

健康は人それぞれなので、ブームはありません。それでも、多くの人が途中で諦めたり、飽きたりしたにもかかわらず、同じようなものを求めるため、また新たな健康器具が生まれ、ブームを起こすのです。

身体は生きている限り、そこにあるものです。ブームや興味だけで、逆に身体を支配されてしまっていいのでしょうか。自分の身体のことはちゃんと向き合えば、知ることができます。健康器具に支配されることはありません。もっと効果のある健康器具が出るのを待つのではなく、**自分の身体を変えてしまって、〝健康器具に頼らなくていい身体〟になればいい**のです。健康は○○健康器具がいいから健康になれるというものではなく、あなたの身体がどうかが基準になります。その健康器具を使っていて、あなたは健康ですか？ブームなんかに左右されていては、いつまでたっても健康になれないと思いませんか？

人は、最新データや研究をもとに「○○が××によい」と言われたりすると、まるでそれが「答えだ」と言わんばかりに飛びついてしまいがちです。

それはすなわち、**自分自身と向き合い、自分にとって何が必要で、何が不必要なのかを考えることを怠っている**ともいえるのではないでしょうか。

いつまでも方法を探しているだけでは、結局根本的な解決には向かいません。**大事なのは「方法」ではなく、あなたの身体をよくすること**のはず。健康ビジネスに不安をあおられ、本質的なことを見失わないよう、まずは自分自身を知ることから始めましょう。

Chapter 01

5 脳からのSOSが“痛み”として現れる

では、「自分の身体と向き合う」には、一体どうすればいいのでしょうか。まずは、「自分の身体をきちんと知る」ことから始めなければなりません。

何が自分にとってストレスと感じるのか、何をしている時に不調を感じるのか。自分の身体が日々どのように変化しているのか。それを感じ取るためには、自分の身体の在り方を理解しなければなりません。

これは何も、身体のパーツ一つ一つの名称を細かく覚えろ、ということではありません。どこにどんな骨、どんな筋肉、どんな関節、どんな内臓があるのかを正しく認識し、動作をした時に、どこが力んで固まっていて、どこの骨や関節を使っているかを感じ取る必要があるということです。今の自分の身体を知らないことには、身体のどの部分が本当の不調の原因になっているのかもわかりません。

残念ながら、現代人はそれらを感じる能力が著しく落ちてしまって、**不調の前触れともいえる「違和感」の段階で気づくことができない人がほとんど**です。

仕事においては何がどうなっていて、どうすべきか細かいところまできっちり把握している人でも、自分の身体についてはないがしろにしていて、今の自分の身体がどのような状態にあるのか、その構造や働きについてはわかっていない。

だから、「なんとなく不調」「なんとなく疲れが取れない」といったあいまいな言葉で片付けてしまい、いよいよ限界だというところまで放置してしまう。仕事に限らず、日々の生活を快適に過ごせるのは、元気な身体があってのことですから、その大事な「資本」を放置してしまっては元も子もないはずです。

しかし、みなさんがようやく重い腰を上げてご自身の身体と向き合うきっかけの多くは、「痛み」ではないでしょうか。実はこれ、小さな違和感、些細な変化を放置し、いよいよあなたの身体が「限界」まできた証拠ともいえます。

痛みには3つの種類がある

この「痛み」について理解していただくために、まずは腰痛を例にとって解説します。

例えばパソコンに向き合い、何時間かデスクワークをしていると腰に痛みを感じたとします。座ってテレビを観ている時などは痛みが治まるものの、仕事をしていると慢性的に腰回りに重みを感じるようになりました。しかし、1日中ずっと痛いわけではなく、ふとした瞬間に痛みが出てきたりします。さて、この腰痛の原因は、なんでしょうか。

デスクワークでしょうか？　デスクワークが原因であれば、デスクワーカーがみんな腰痛ということになってしまいますが、そうではありません。でも確かにわりとデスクワーク中に痛みが出ている。座りすぎて腰の筋肉を損傷したのでしょうか？　いやいや、テレビを観ている時は大丈夫だ。では、神経の異常……？　いったい何が起きているのでしょうか。

仮に腰の筋肉や神経の損傷だとしたら、その箇所が治りさえすれば痛みはなくなるはずです。ましてやケガであれば1日中同じレベルの痛みがあるはずですから、痛みの「波」があるような腰痛は、ケガとは考えにくい。何カ月、何年も、慢性的に腰痛に悩むことはないでしょう。

そもそも「痛み」は、次の3種類に分類されています。

❶ケガなど損傷によるもの：侵害受容性疼痛
❷神経の病変や損傷によるもの：神経障害性疼痛
❸脳が関係してくるもの：痛覚変調性疼痛

みなさんもよくご存じ「ぎっくり腰」による痛みは、❶の侵害受容性疼痛に当てはまります。少し専門的な話をすると、腰椎の間にある椎間板は、軽く前にかがむだけでも200キロの物が乗っかるような負荷がかかっているといわれています。その状態で物を持ち上げたりくしゃみをしたりすると、腰にはさらに負荷がかかり、筋肉を傷つけてしまうことがあるのです。これが、いわゆるぎっくり腰です。重要なのは、この場合は小さな損傷が起こっているために、ズキズキと痛みが出ているということ。逆に言えば、その損傷が治れば、痛みはなくなる、ということです。

次に、その腰痛が「椎間板ヘルニア」による痛みであれば、今度は❷の神経障害性疼痛に当てはまります。椎間板ヘルニアとは、背骨の骨と骨の間にある椎間板が飛び出すこと（ヘルニア）によって周囲の神経を圧迫し、さまざまな症状が現れる病変です。この場合、ヘルニアとなってしまっている部分が神経を刺激し続ければ、痛みも発生し続けます。つまり、「座る」という行為によって神経を刺激してしまうのであれば、デスクワーク中でも食事中でも運転中でも映画鑑賞中でも、常に痛みが発生することになります。

では、「なんらかの損傷による痛み」ではない腰痛とは、一体どのような痛みなのでしょうか。

それが、まだ新しい概念である❸の痛覚変調性疼痛。すなわち脳が関係してくる痛みである可能性が高いものです。

脳は「痛み」を出して休ませようとする

人間が痛いかどうかを感じるのは脳です。どんなケガでも、傷を負った部分から「傷ついた」と脳に信号が送られて、脳がその状態と痛みレベルを判断します。かすり傷程度なら小さな信号なため、大した痛みは発生しません。

しかし、手術でおなかを開くとなれば、耐えきれないほどの痛みが発生します。そのため、通常は、全身麻酔で脳を眠らせた状態にして痛みの伝達を遮断し、痛みを感じることなく手術を進めます。

ただし、厄介なのは、**この脳による痛みの特徴は、身体の組織や神経に損傷がなくても生じることです**。言い換えれば、原因が見当たらない痛みの多くは、この脳が関与した痛みである可能性が高いともいえます。

実はその名をよく耳にする椎間板ヘルニアも、それを原因とする腰の痛みというのは、腰痛全体の約5％程度しかないといわれています。むしろ、およそ80％の腰痛は、原因不明ともいわれているのです。決定的な原因はわからないけれど、腰が痛い。なんともやっかいなものですよね。

では、損傷による痛みではない③の痛覚変調性疼痛は、どのような場面で脳が作り出してしまうのでしょうか。そこには、さまざまなストレス、心理社会的要因が大きく関係しているといわれています。

過敏性腸症候群が代表的な例ですが、例えば、仕事で大事なプレゼンテーション前など、ここ一番の試練を前におなかが痛くなった経験はありませんか？　食あたりや虫垂炎などではないのに、突然痛くなるというケースです。これは、心理的ストレスを感じて腸に問題がないのに脳が痛みの信号を出してしまい、おなかに痛みを感じている状態です。

また、天気が悪くなる、低気圧が近づいていると聞いただけで頭が痛くなる、という経験のある人もいるでしょう。これは、偏頭痛持ちで悩んでいる人が過去に同じような状況で頭痛を経験したことで、その恐怖と不安から、天気が崩れる前にもかかわらず痛みの信号を出してしまうという、トラウマからくるケースといえます。

ではなぜ、脳は痛みを発生させるのでしょうか。

多くの場合、それは**あなたの身を守るためのSOS**です。

痛みを感じたら、あなたはどうしますか？　痛みを無視し、無理してがんばりますか？　それともゆっくり休みますか？　脳は身体のすべてにおいての司令塔であり、バグったり壊れたりしてはいけません。ストレスがかかるのは脳ですから、司令塔に問題が起こらないようにストレスを回避する必要があります。

しかし、多くの人は明らかな損傷があれば休むのに、ストレスに関しては無視し、無理をしてがんばってしまいます。

身体を休ませるために、脳が「えいっ」と骨折させて強制的に動けなくしてしまえればいいのですが、もちろんそんなことは不可能です。そのため、**痛みを用いることで現実逃避をさせようと画策する**のです。

「まさかそんなことができるのか」「痛みを勝手に発生させるなんて……」と疑いたくなりますよね。でも仕事中の2時間は腰が痛いのに、好きな映画を見ている2時間は痛みがなくなるのであれば、仕事中に脳が過度なストレスを感じ、痛みの信号を出している可能性は否定できません。

また、脳は一度痛みを感じた部分においては、その痛みを記憶しています。特にぎっくり腰や骨折などの強い痛みは、しっかりと覚えているのです。小さな痛みでストレスを回避してくれればいいのですが、そうでなければどんどん強い痛みの信号を出し、なんとか現状を変えるよう、ストレスから逃れるように仕向けてきます。

実際に、上司との相性が悪く、ストレスフルで毎日ひどい腰痛に悩まされていた人が、部署移動で上司が替わった途端に痛みがなくなった――といった話は、実はよく聞きます。

大事なのは、上司が替わって腰痛もなくなったからもう大丈夫！　ではなく、**自分は過度なストレスがかかると腰痛を引き起こしてしまうんだということを認識、理解すること**です。そして、腰痛を感じた時に「あ、私は今ストレスを感じているんだな」と、ストレスの原因がわからないのであれば「何がストレスになっているのかな」と、その時の腰痛をたかが痛みだと無視することなく、自分と向き合い、しっかり考えることが大切です。

Chapter 01

6 痛みがないから健康とは限らない

痛みが出ていないから、まだ大丈夫。仕事を休むほどではないし、病院に行くほどでもない。そう決めつけてしまう人は、少なくないでしょう。しかし、どこも痛くなければ、脳への過度なストレスはなく、心身共に健康といえるのでしょうか。

痛みがあれば自分が「不調」であると認識しやすいことは間違いありません。一方で、**痛みがなくとも健康とは言い難い人が、実はたくさんいます**。

これには「痛覚の差」が関係しています。注射をものすごく痛いと感じるか、チクッとするぐらいの痛みとして感じるか、はたまた注射を見ただけで痛いと思うかは、人によって異なります。よく「痛みに強い人」という表現をしますが、痛みに強いということは、言い換えれば多少の痛みでは気にならない、気づかない、麻痺している可能性があるということです。

また、この**痛覚などの「感覚」は、ストレスによっても変化します。**どうしても今日中に終わらせなければならない仕事に追われている時は腰痛を感じなかったのに、仕事を終えて帰ろうと席を立ち上がった瞬間に強い痛みを感じた——これが、ストレスで感覚が鈍っていた結果、痛みに気づかなかったという例です。「仕事中は痛くなかった」のではなく、「痛みを感じ取れなかった」だけで、ストレスが与える感覚への影響は、無視できないほど大きなものです。

例えば、満身創痍で痛み止めの注射を打っても痛いところだらけというスポーツ選手も、オリンピックという4年に1度しかない大舞台ともなれば、極限の精神状態（ストレス環境下）に身を置かれ、競技中は痛みを感じない場合もあるでしょう。

これをよく「アドレナリンが出ていて耐えられた」などと言いますが、大舞台を前にして脳が興奮状態に陥りストレスフルになった結果、ケガなどの物理的な外傷の痛みでさえも感じ取れなくしてしまうのです。

これは生命の危機といった、緊急事態に対応するために備えている脳の機能であり、昔からの言葉でいえば「火事場の馬鹿力」などと表すことができるものです。しかしこの機能にも難点があって、生命の危機を感じるような痛みではない、些細な痛みについても鈍感にしてしまうのです。

そうなると、毎日仕事や育児など多くのタスクに追われている人は、ストレスが多すぎて、**「痛くない」のではなく「痛みを感じ取れなくなっている」可能性がある。**そうして腰の筋肉が力んで固まってきているのに気がつかず、強い痛みが出て初めて、異変に気づく。だから来院された方はみなさん、「気づいたら腰が痛くて」「数日前から腰痛が悪化していて」「原因はわかりませんが、ある時から突然……」などと口をそろえるのです。

階段から転げ落ちて捻挫や骨折をすれば、いつ何が原因で痛くなったかを把握できるでしょう。しかし、先に挙げた脳が作り出すような痛みについては、少しずつ生じていたはずの違和感に気がつかないほどすでに感覚が鈍ってしまい、痛みが出ていたのかもわからなくなってしまう……といった状況に陥りがちです。

そういう方たちは大抵、「気づいたらよくなっていました」「いつの間にか痛みがなくなっていました」などと言うのです。それは本当によくなった、健康になったのでしょうか。痛みがないから問題が解決したといえるのでしょうか？

健康・不健康の原因と向き合う

ここまで読んでも、「痛みがなければ大丈夫」「自分の身体との向き合い方を変える必要性は感じない」という方もおられるかもしれません。でも中にはきっと、「痛みの有無と健康・不健康には関係がないのか」「痛みがない＝健康な状態と単純に結びつけてはいけないんだな」「つらくていろんな健康法を試してきたけど、間違っていたのかも。それならば、自分の身体の変化を感じ取れるようになることで、もっと過ごしやすい身体になる可能性があるんじゃないか」――そう感じてくれた方もいるのではないでしょうか。

後者のみなさんはぜひ、この先に進み、ご自身の身体の変化に驚いてほしいと思います。

一方で、前者のみなさんは残念なことに、今後も「感覚値」を高めていくことができず、どれだけ気をつけていても自分の体調の変化を正しく感じ取ることができないでしょう。

1日3回入念に歯磨きをしていても、歯石がたまったり、虫歯になってしまうことがあるのと同じで、気をつけていても自分の歯の磨き方が下手だったり、どこが磨けていないかがわからなければ、歯を磨いていても虫歯になってしまうのです。毎日丁寧に磨いているのに、虫歯になってしまう。生活習慣に気をつけているのに病気になったり、痛いところがあったりする。なんだか悲しくないですか？

私は、自分の身体と日々向き合い、**〝今の〟コンディションがどれくらいであるかを数値化して表現できる感覚を、「感覚値」と呼んでいます。**ここまでお伝えしてきたように、大事なことは、〝今の自分〟にとっては何が必要で、何が不要なのか、自身で判断することができるようになること。そのために、自分の身体に対する感覚値を上げていくことが必要なのです。そうすれば、メディアで特集されている健康法やネットにあふれる情報に右往左往しなくても済むようになるでしょう。

そして感覚値は感じる能力ですから、筋トレと同じように、トレーニングで高めることができます。

そもそもみなさんも、自分の興味がある部分については、敏感にその変化を感じ取っているのではないでしょうか。例えば顔の変化です。シミやシワ、くすみ。ほうれい線が増えた、濃くなった。口角が下がってきた、頬がたるんできた。こうした顔の変化は、すぐに気がついているのではないでしょうか。毛髪の量や太さ・細さの変化を、瞬時に感じ取ったりすることもあるでしょう。結果、自分にとって「問題」となる前に、化粧水や育毛剤などでしっかりケアする。

一方で、健康な身体でいることについては、敏感になれているでしょうか。肌や髪と同じように変化を感じたり、むしろ変化を感じる前から対策したりしていますか？　おそらく流行りの健康法には敏感でも、〝あなたの身体〟とは向き合い切れていないのではないでしょうか。

では、感覚値を高めると、どう変わるのか。

マッサージ直後は身体がゆるんで柔らかくなっていたけれど、翌朝にはいつもの凝りを感じるのであれば、マッサージ店を出てから翌朝までの間に、筋肉を凝り固めてしまったということになります。どの段階で、どう変化したのでしょうか。帰り道で何かあったのか、家に着いた時はまだ柔らかかったのか。お風呂に入った時はどんな状態で、ゆっくりテレビを観ていた時はどうだったのか。残った家事や仕事をこなしていた時は？　寝る直前は？　寝ている時は？

身体は徐々に固くなっていっているので、細かく感じられれば感じられるほど、早期に対処すればするほど、快適な身体を維持することができます。

つまり、**柔らかいか固いかの、0か100では困る**のです。**自分の身体の変化を1、2、3、4、5と小刻みに感じ取る**ことができれば、100になる前になんらかの対応ができるでしょうし、1から0に戻すのと、100から0に戻すのとでは難易度の差も歴然ですよね。

先に「感覚値はトレーニングで高めることができる」とお伝えしたため、感覚値はがんばらないと高められないかのように感じた人もいるかもしれません。

しかし、本書では老若男女問わず、誰でも簡単にチャレンジできるものを紹介していきます。そうでなければ、やってみることも継続することもストレスになってしまいますから。まずは身体への感覚値を高めることで、本当の健康を手に入れていきましょう。

Chapter 01

COLUMN

体力＝筋力・持久力は間違い！本当の体力とは？

30〜40代にもなると、駅の階段を上るだけで息切れをしたりして、「〝体力の衰え〟を感じたことがある」という人は多いのではないでしょうか。そして、「ああ、体力落ちてるなあ。運動しなきゃ」と思う人も少なくないでしょう。

体力の衰えを感じたことをきっかけに、ジムに通って筋力トレーニングを始めたり、近所をランニングし始めたりする人もいるかもしれません。これらの運動をすることは、「体力をつける」という観点から間違っているわけではありませんが、必ずしも正解ではありません。

筋力トレーニングでは、筋肉量が増え、筋力がアップします。ランニングでは、走るのに必要な筋肉がつき、長く走れるようになれば持久力も身につきます。

このように、一見すると筋力トレーニングとランニングは〝体力向上〟という目的にかなっているように思えますよね。では、少し視点を変えてみましょう。

例えば登山をしていると、大人たちが必死に登っている姿を横目に、小さな子どもたちが軽々と進んでいく姿に遭遇することがあります。冒頭に挙げた階段などでも、そのような様子を目にすることはあるでしょう。こうした姿を見て、「子どもは体力があるな」と感心するばかりですが、果たして、彼らは大人よりも「筋力」があるのでしょうか。幼少期から筋トレをしている子どもなどほとんどいないですし、未就学児であれば、なんらかのスポーツに励んでいるような子どももそう多くはないでしょう。

つまりこれこそが、必ずしも体力＝筋力・持久力ではないということなのです。

子どもたちはどんなに元気に動き回った後でも、寝て起きればまた、前日と変わらぬ体力で動き回ることができます。つまり、子どもたちは休むことによって、しっかりと体力を「回復（リカバリー）」させることができているのです。

一方で、日々さまざまなストレスにさらされ、身体が力み、凝り固まってしまった大人たちは、休んでも同じような「回復力」を発揮することができません。これが、第1章で説明してきた「身体の在り方」の違いなのです。

回復できていないから、体力が落ちてしまっている。しかし、その「不調」や「疲れ」

による体力の低下までも、多くの人は筋力に結びつけてしまいがちです。それらは、筋トレで筋力をつけても補えるものではありません。間違えた認識によって、より身体を疲れさせてしまい、体力を奪われてしまっては元も子もありません。

第3章で紹介する、身体をゆるませる方法を実践することで、身体の力みが取れて、身体の在り方が変わっていきます。身体の在り方が変われば、自然と睡眠の質も変わっていくはずです。そうなれば、回復力も上がって、体中に活力がみなぎるでしょう。子どもたちに負けない体力を、手に入れてみませんか?

第2章

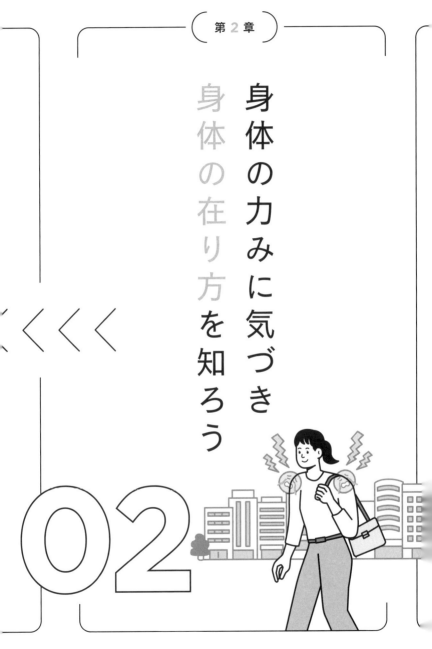

身体の力みに気づき身体の在り方を知ろう

02

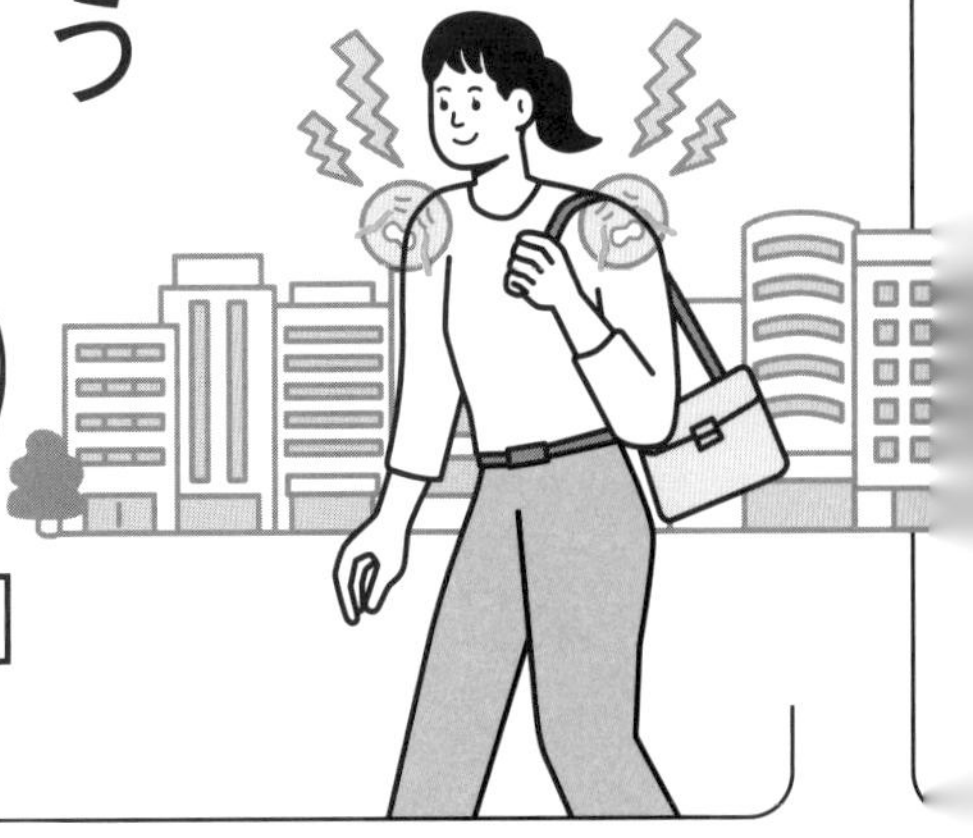

Chapter 02

1 身体の力みをチェックしよう

第1章では、健康・不健康になる要因や原因はさまざまであるため、「〇〇をしていれば健康」と単純化して考えられないこと、そして、「これが〝みんなの〟健康法」といえるものもなければ、「これが〝あなたの〟健康法」といえるものもない、ということをお伝えしました。あなたが今、健康・不健康な理由もたくさんあるため、なぜそうなったかを自分と向き合い、考える必要がある。そして、自分の身体の在り方を正しく理解することが、健康な身体を目指す上で重要なのです。

そうすれば、自分の身体に必要・不必要なものを見極め、取捨選択できるようになるため、メディアの情報に振り回されることもなくなり、あなたにとって必要ない健康法でお金や時間、気力、体力を無駄にすることもなくなります。

でも私がいくら「体調の変化を感じ取ってください」「どこがどうなっているからその不調が出ているのか、わかるようになってください」と言っても、多くの人はすぐには難しいはずです。なぜなら、**感覚が鈍ってしまっているために、向き合おうとしても向き合えなくなってしまっているから**です。正確には、ここまで読み進めてきてもらった中で、自分の身体と向き合うことの大切さを感じ、「向き合いたい」と思ってくれたあなたが、たとえ今、自分自身と向き合ったとしても、感覚が鈍ってしまっていることで、**〝正しく理解できない〟**のです。

実際に、自分の身体の感覚値が正しく機能しているのか、まずはチェックして確かめてみましょう。

【身体の力みチェック】

❶2リットルのペットボトル（空のものには水を入れてください）を用意します。そのペットボトルを横にして置きます。なければ同じくらい（10センチくらい）の高さがあるものであればなんでも構いません。本を積み重ねたり、高さの低い踏み台など、ある程度硬さのあるものが望ましいです。クッションなど柔らかいものはNG。ポイントは、足の下に入れるものの硬さです。人はある程度の硬さがあるものにもたれかかると、安心感をもって体重を預けられるのですが、柔らかいものだともたれかかることが非常に難しく、無意識に力が入ってしまうため、効果がありません。

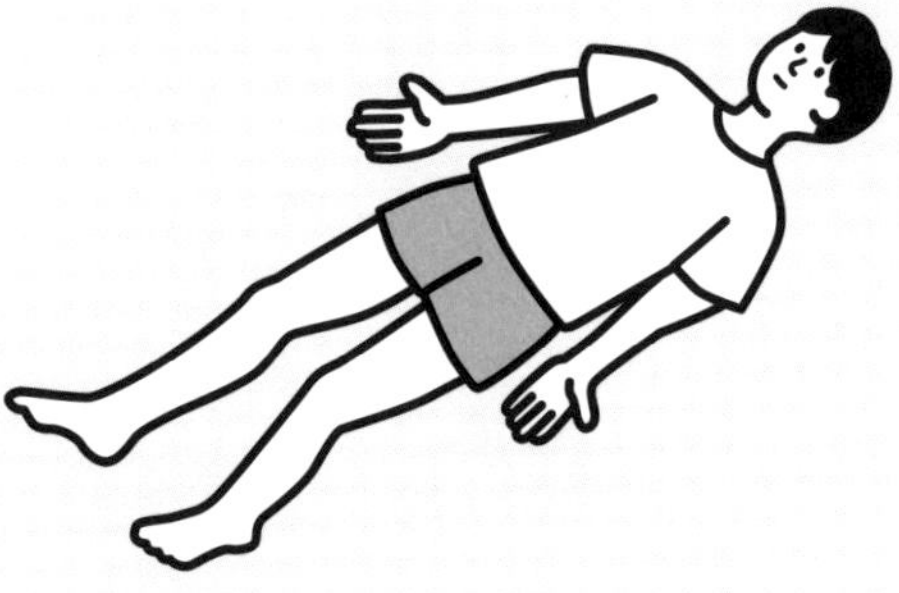

❷今の身体の状態を感じ、覚えておきましょう

②ペットボトルが準備できたら、床に仰向けに寝転んでください。就寝前のように力を抜き、今自分がどのような状態であるかを感じ、覚えておきます。おそらくほとんどの方が、その状態を「力が抜けて寝転べている」と思ってらっしゃるでしょう。

③次に、仰向けに寝転んだまま、横にしたペットボトルの上に片足を乗せます。ペットボトルは、足首の下あたりにくるようにセットしてください。ペットボトルに乗せている側の足の重さをすべて、ペットボトルに預けます。

④③の状態で「だらぁ〜」と声に出して言います。ペットボトルに足の重みがどんどん乗って、足が沈んでいくイメージをして「だらぁ〜」。もしくは「ズド〜ン」と重さがかかりそうな表現を使ってもいいです。

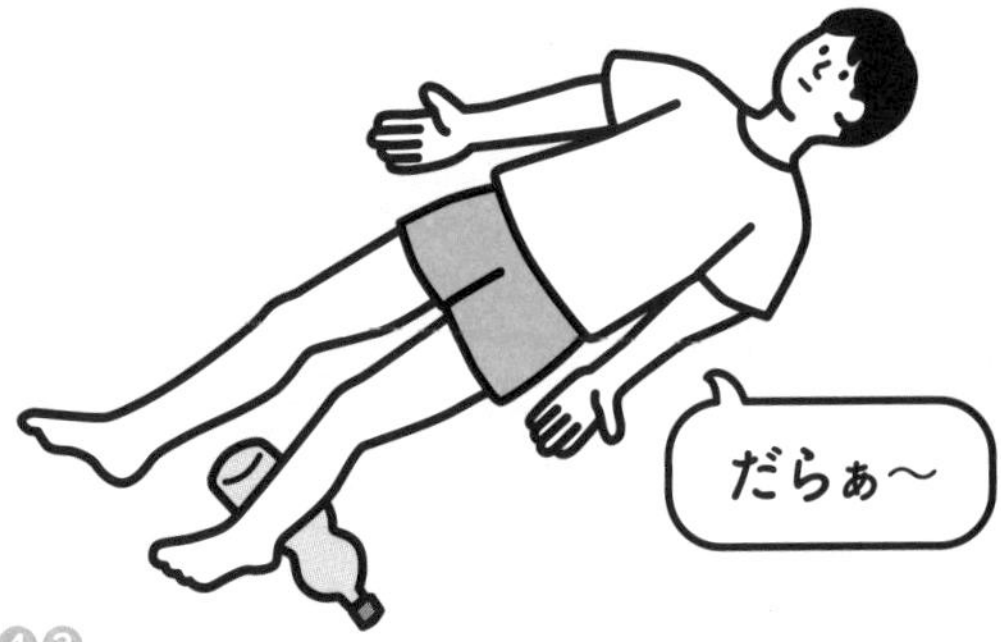

④③

⑤そして、今寝転んでいるのはあなたの部屋ではなく、例えばハワイの海辺だったり、紅葉に囲まれた温泉だったり……と、あなたがリラックスできる場面をイメージしてください。この状態で2～3分、「だらぁ～」「ズド～ン」と繰り返し声に出しながら、感じられる人は足がどんどん重くなっていくのを感じましょう。時間がたったら、乗せていた足をペットボトルから丁寧に下ろします。よいしょっと持ち上げて下ろすというよりも、ゆっくり下ろすイメージです。

チェックで気づく、身体の力み

さて、ペットボトルを下に置いていたほうの足は、どんな感じになっていますか？　地面に埋もれたような、地面にべったりとつくような感覚になっていないでしょうか。一方で、反対側の足は浮いているような感覚があるのではないかと思います。

地面にべったりとついている側の足は、反対側の足に比べて、**無駄な力が抜けてゆるんだ状態**です。ゆるませていない側の足は、力んで固まったままになっているため、べったりとはならず、浮いてしまっています。ご自

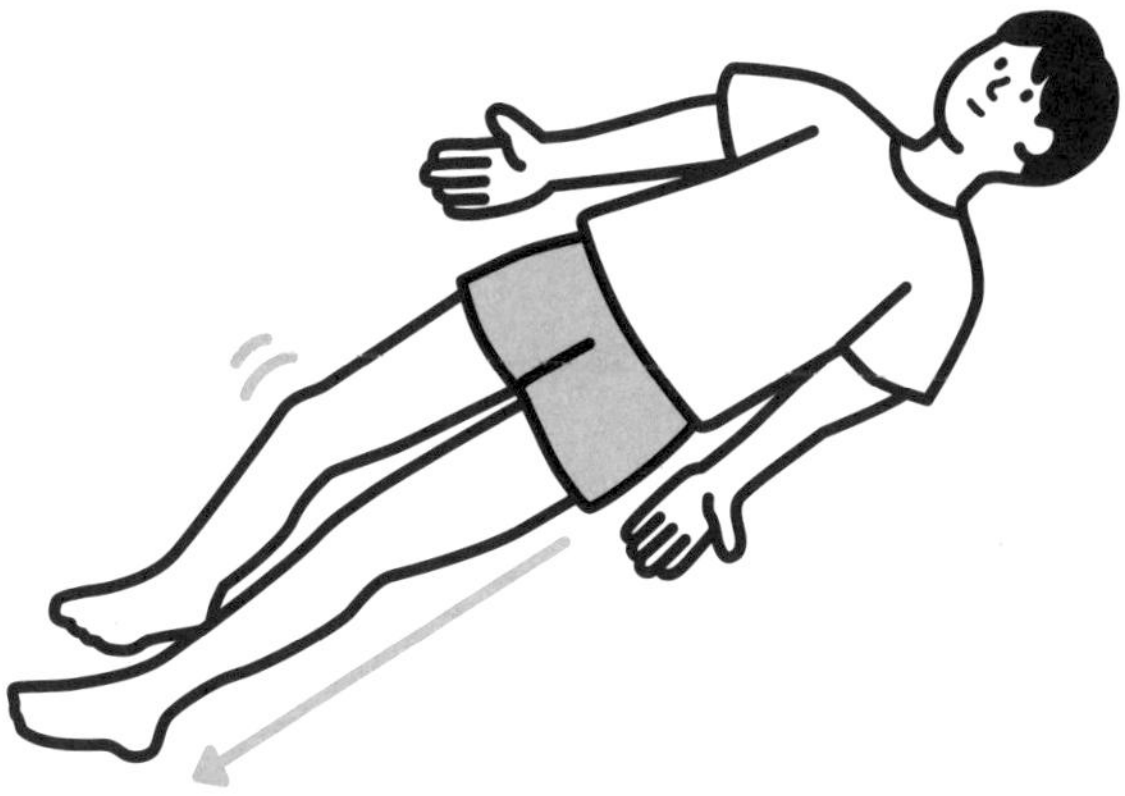

身では、力を抜いて寝転がっていたはずですが、いざチェックしてみると、左右の足が全然違うもののように感じて驚かれるでしょう。

この差こそが、知らず知らずのうちに身体が力んで固くなっていた証拠です。どこかに力を入れているつもりなどまったくなく、ただ寝転んでいただけのはず。当然力が抜けた状態だと思っていたのに——。でも、実際には、無意識のうちに力んでいたからこそ、力が抜けた状態と抜けていない状態の違いを今、あなたが感じているのです。

あなただけではなく、このチェックを体験した多くの方が、この差に初めて気づきます。そして、無意識のままその力んだ状態が続いていると、気づいた時にはすでに筋肉がだいぶ固まっていた、ということが起こります。**力んでいないと思っていたのに、力んでいた。これが、「あなたの感覚が鈍ってしまっている」ということ**なのです。

中には、この変化をまったく感じられなかったという方もいるかもしれません。後述しますが、**それはあなたの感覚が麻痺してしまっている証拠でもあります。**

だからこそ、実際はあちこちに不調のサインが出ているにもかかわらず、そのサインを感じ取ることができなくなってしまいます。マッサージに行く前が固さレベル95で、マッサージでもみほぐしてもらって63までゆるんだが、帰宅して残った仕事をしていたら75まで固くなってしまった。思っていた以上に仕事をやってしまって、寝る頃には固さ80になり、翌朝起きたら85だった……などと、詳細に自分のその時のレベルを答えられるのは、よほど感覚値の高い人です。ほとんどの人は、細かく感じ取ることもできなければ、マッサージに行く前の95と翌朝の85は10もレベルが異なるのに、「同じ固さ」だと思ってしまうほど、感覚が鈍化してしまっている場合もあるのです。

固さのレベルを詳細に理解するためには、ゆるんでいる時の感覚もわからなければなりません。マッサージでもみほぐしてもらい、固さ95から63にゆるんだとわかるのは、ゆるんだ時の感覚があってこそ。それがなければ、ゆるんだところから固くなっていく過程にも気づくことができません。

しかし、多くの人は、マッサージをしてもらい、「あぁ、スッキリした〜」で終わってしまうため、何がどうなったかを理解することはなく、スッキリしたからＯＫ、でもまた固くなった——と、結果だけしか意識しません。**自分で固めてしまっていることにも気がつかず**、「まぁ仕事も大変だし、固くなっても仕方ない」などと諦めてしまうのです。

チェックをすることで、まずは自分の身体を〝理解していなかったこと〟を知り、**力んだり固くなったりしているとは思っていなかったところが、実際はガチガチだったことに気がつく**。そして、いかに自分の感覚が鈍化していたのかを知る——。身体と向き合うには、この鈍化していた感覚値を高めていかなければなりません。

身体は日々、さまざまな要因によって力み、徐々に固くなっていきます。その経過を細かく感じられれば感じられるほど、早期に対処しやすくなり、早期に対処できれば快適な身体を早く取り戻すことができるでしょう。

病気も同様です。ある日突然、ステージⅢのがんになるわけではありません。遅い、早いという進行のスピードに差はあれど、少しずつ正常な細胞ががん化し、がん細胞が増殖し、ステージⅠ、ステージⅡと進行していく。初期にはわかりづらくても、徐々に症状として出てくるため、どのタイミングで身体の異変に気がつけるかが、早期発見できるかどうかの一つのキーとなります。

感覚値を上げれば上げるほど、早い段階で違和感に気づくことができますし、結果、早期発見・早期対処ができるため、予後も良好です。

もっといえば、日頃から身体の変化に敏感になることで、細胞ががん化する前の体調の変化にも気がつけるようになるはずです。そうすると日常生活の過ごし方が変わり、そもそもがんになりづらい身体を作ることも可能になるのです。

Chapter 02

2 「感覚の鈍化」に気づいていない症例

残念なことに私の整体院には、ご自身の感覚が鈍っていることで不調に気づいていない方、何が原因で不調が起きているのかを理解できていない、もしくは原因を勘違いしている方も来院されます。これから紹介する例は決して珍しいものではなく、よくある症例です。ご自身の不調と照らし合わせてみてください。

【「ぎっくり腰」は、たまたま起こるわけではない】

患者情報：Sさん、40代男性
仕事は人並みに忙しい。週末の楽しみは息子さんとのキャッチボール。ぎっくり腰以外に大きな不調はなく、そのため「なぜぎっくり腰だけ度々なるのかが不思議」という。

ある日、腰の痛みに耐えかねて、初来院されたSさん。状況や症状を聞き、身体をみせてもらうと、「ぎっくり腰」といえる状態で、そのことを伝えると、「今朝くしゃみをした時に、腰がビキッといってしまって。くしゃみでぎっくり腰になることもあるとは聞いていましたが、びっくりです」と苦笑いされていました。実はこのSさん、ぎっくり腰は今回が3回目だといいます。

1回目は職場の懇親会のために買い出しに行った際、ビールや飲みものを箱で購入し、積み下ろしている過程でギクッとやってしまったといいます。

2回目はその1年後。今度は子ども2人と公園に行き、お兄ちゃんとキャッチボールをしていた時に下の息子さんに呼ばれて、「急に振り返った」タイミングで腰を痛めたそうです。

そして3回目の今回は、くしゃみをした弾みで激痛が走り、腰をかばいながらなんとかここまで来たとのことでした。

「重いものを持った」「急に振り返った」「くしゃみをした」というのは、「ぎっくり腰のよくある原因」だと思われがちです。

しかし、よく考えてみてください。本当にその行動が、ぎっくり腰の原因なのでしょうか。もしそうであれば、仕事で「重いものを持つ」引っ越しスタッフや配送員の方は、より頻繁にぎっくり腰になっているはずです。「急に振り返った」「くしゃみをした」を当てはめると、老若男女問わず、毎日いたるところでぎっくり腰が多発してしまうことになります。でも現実は、そうなってはいませんよね。今回が本当に〝たまたま〟だったのか。たまたまで片づけるのは、いささか雑に扱いすぎのように思います。

ここに、根本的な問題である、感覚の鈍化があります。本来であれば、ぎっくり腰になる前に腰回りに違和感やハリが出ていたでしょうし、鈍い痛みが出ていたかもしれません。

ところが、**「自分は痛いところはないから健康だし、何も問題がない」とハナから決めつけて自分の身体と向き合わなかった**がために、感覚がどんどん鈍っていったのでしょう。ぎっくり腰の強い痛みを感じたことで、やっと腰に意識がいったのです。

1回目は重いものを持ったことがきっかけで〝たまたま〟ぎっくり腰になっただけ――

ではなく、実際は、いつぎっくり腰を起こしてもおかしくない状態が続いていて、〝たまたま〟その時だったのです。最初の段階で自身の生活を見直し、なぜぎっくり腰になってしまったのかを考え、自分の身体と向き合っていれば、2回目、3回目のぎっくり腰は防げたかもしれません。

しかし、ぎっくり腰の原因を「○○したから」と決めつけ、本当の問題から目を背けてしまったことで、いつぎっくり腰になってもおかしくないという状態のまま放置されてしまいました。結果、2回目は急に振り返ったことで、3回目はくしゃみで、ぎっくり腰を起こしてしまったのです。

ぎっくり腰は時間がたてば痛みがなくなるため余計に、痛みが治れば「まぁいいか」ということになりがちです。しかし、日頃から自分の身体の些細な変化を感じ取ることができれば、ぎっくり腰になる前の早い段階で適切なケアができ、ぎっくり腰にならずに済んだでしょう。

【休みに入った途端に体調を崩してしまう】

患者情報：Kさん、30代男性

プロジェクトを任されると、平日は早朝から深夜まで、土日の出勤も高頻度になるなど超多忙な生活を送る。最近では、プロジェクトが終わると高熱や長引く風邪で寝込むなどの体調不良に悩まされている。

「最近、休みになると、身体が一気に不調になり、つらくなるんです。だから、忙しく仕事をしているほうが健康だと思うんですよ」

来院され、そうため息混じりに話されるKさん。普段どのようなライフスタイルを送っているかを聞いたところ、Kさんはコンサルタントで、プロジェクトの有無によって仕事の忙しさが大きく変わるとのことでした。

来院直前まで大きなプロジェクトを任されていて、3カ月近く「心身共に張り詰めていた」ようです。プロジェクトが終わったらゆっくり過ごして身体を回復させようと思っていたところ、39度前後の高熱が数日続いてしまったのだとか。病院に行ったものの感染症ではなく、「ただの風邪」という診断。ここ最近は「プロジェクトを終えたらどこかへ行こう」「楽しもう」と思っても体調を崩してしまいます。

そんなことを同期の同僚に相談すると、「疲れているからじゃないか」と言われたそうです。しかし20代の頃は、プロジェクトが終わってたくさん寝れば、すぐにまた元気に仕事ができました。そのため、なんだか〝原因不明の〟不調が心配になり、友人の紹介で来院されたのです。

みなさんも「忙しさが終わった瞬間に風邪をひいた／不調になった」という、似たような経験はありませんか？

平日は元気なのに、週末になるとどっと疲れが出て出かける気力がなくなったり、年末年始の休みの直前や休み中にインフルエンザにかかったり……。

これは平日が元気だったのではなく、平日は忙しさのあまり疲労に気づいていなかったという可能性があります。もしくは月曜日は、本当に元気だったのかもしれません。しかし、火曜、水曜、木曜……と、気づいていないところで徐々に疲労がたまり始めていたにもかかわらず、自分は元気だと思い込んでがんばりすぎてしまった。そして休みに入ると同時に疲れが出て、体調を崩してしまう。

するとどうでしょう。休みの日に休息を取ると体調を崩すので、休みの日も仕事をするようになります。そしてどんどん「疲労」という名の借金がたまっていきます。借金は、どこかで返済しなければなりません。そもそも、借金には利子がつくのでため込んでいた量を超えて、膨れ上がっていきます。Kさんの言うように、20代のころは、たくさん寝ることで借金を多少なりとも返済できていたのかもしれません。しかし30代になり、いよいよこれまでため込んできた借金と利子の支払いが間に合わなくなり、身体の不調として表に出てきたという可能性が考えられます。

つまり、これは**平日が元気だとか、仕事しているほうが元気だということではなく、忙**

しさによって、平日や仕事中は不調の前触れ段階を感じ取れず、元気だと勘違いしてしまっていたのです。

元気だと思い込んでしまう、仕事しているほうが健康だと感じてしまう理由の一つに、アドレナリンというホルモンの影響があります(詳細は後述します)。仕事が忙しい時には、このアドレナリンの影響で感覚が鈍り、体調の変化に気づけなくなってしまいます。そのせいで不調を感じにくくなるため、なんだか仕事をしている時のほうが健康じゃないか――と錯覚するようになります。これを「自分の身体は強い」「忙しくても健康」「病気になりにくい」と勘違いしてしまうと、Kさんのように、気づけば「最近はプロジェクトが終わると(忙しさが落ち着き、アドレナリンの分泌が弱まると)体調不良(体調不良にようやく気づく)」ということになってしまうのです。

Kさんは休みに入ると、高熱や体調不良といった形でたまっていたものが身体に出てきたため気づくことができ、やっと自分と向き合う機会を得ました。人によっては**「向き合わされた」と悪いように捉えるかもしれませんが、実は「向き合うことができた」という**

プラスなことなのです。

中には、出てきた不調に気づかない人もたくさんいます。その人たちの多くは、病気が重症化してから気づくケースです。本当であれば、ステージⅠやⅡの時に何かしらの初期症状が出ていたでしょうが、ステージⅢ、Ⅳになるまでがんに気づけなかった。糖尿病や高血圧、脂質異常症などの生活習慣病も同じです。病気となり、薬を服用しなければならなくなるまでの間に気づけていたら早期に対処できたはずで、それに気がつかず過ごしてしまうのは、とても恐ろしいことです。

仕事がものすごく忙しい時もあるでしょう。アドレナリン全開で乗り切らなければならない時もあると思います。しかし、その時は大丈夫だったとしても自分は健康だと思い込まず、かけた分の負担は身体に残っているため、日々自分の身体と向き合ってケアしておくことが重要なのです。

【体幹トレーニングをすると腰痛が発生】

患者情報：Mさん、40代女性

育児と仕事の両立に忙しく、今までケアや健康のための運動などをしてこなかった。そのことがずっと心に引っかかっており、体幹トレーニングを始めたが、その矢先に、腰痛に襲われた。

育児が一段落し、最近ようやく仕事以外の時間が持てるようになったというMさん。運動不足解消のために、YouTubeのトレーニング動画を見ながら行う「家トレ」を始めたそうです。

主に行ったのが、体幹トレーニング。最初は腹筋や背筋が筋肉痛になり、〝効いている〟感じがあったため、「これは健康にいいぞ」と思って続けていました。ところが1週間ほど前からトレーニングをするたびに腰が痛くなり始め、今朝は起きた時にも痛みを感じたため、不安になって来院したといいます。

Mさんの場合、体幹トレーニングを始める前から、育児と仕事で身体に負担がかかっていました。それにもかかわらず、「健康のためには運動することが大事だ」と、運動にばかり意識がいってしまい、**ご自身の身体がどういう状態なのかを理解しないまま**、負荷の高い体幹トレーニングを始めてしまったのです。

これまでまったく運動をしてこなかったのであれば、まずは軽く動いてみて自分の身体がどれだけ動けるか、どんな感じかを確認しながら少しずつ取り入れていけば、どこかもっと早い段階で腰の違和感に気づいたかもしれません。しかし、筋肉痛や〝効いている〟という感覚に意識が向いてしまい、自分の身体にかかっている負担には意識がいかず、腰に痛みが出て初めて、何かがおかしいと気づいたのです。

腰痛に関しては、身体が力んでかなり固くなっていたことで、必要以上の負担が腰にかかってしまったことが理由だと考えられます。**筋肉は、鍛えている瞬間は固くなるものの、それ以外の時はふわふわでやわらかい、ゆるんだ状態が本来あるべき姿**です。つまり、力み続けて常に固くなっているのは、筋肉に負担がかかった、よくない状態ということになります。

そのため、身体が固くなってしまっているという自覚がないと筋トレをするたびに力みやすくなり、どんどん固めて常に固い状態が定着してしまい、感覚もますます鈍化。もともとあった日頃の負担により、いつ腰を痛めてもおかしくない状態だったところで、体幹トレーニングをきっかけに腰痛として不調が表に出てきてしまったのです。

体幹トレーニング自体は悪いものではありません。しかし、体幹トレーニングをした全員の体幹が同じように鍛えられることもなければ、体幹とは関係のない筋肉が鍛えられたり、Mさんのように力んだ身体のままトレーニングすることで健康になるどころか身体を痛めてしまう可能性もあります。

健康のためにやるのであれば、まずは自分の身体がどうなっているかを知ること、自分の身体の在り方を把握することです。その上で、身体が力んで固くなっている人は、筋肉系のトレーニングをする前に、まずは固まっている筋肉をゆるめることから始めましょう。

【マッサージに通っているのに、五十肩になってしまった】

患者情報：Aさん、50代男性

システムエンジニアで、1日10時間以上、PCに向かっているのが日常。慢性的な肩こりに悩まされており、マッサージに足しげく通いケアしていたが、急に右肩が上がらなくなったという。ゴルフが趣味で、いつになったらまたゴルフが楽しめるのか——ちゃんとケアしていた自分がなぜ……と悩んでいる。

Aさんが最初に自身の異変を感じたのは、半年ほど前のことです。久々にゴルフに行き、テイクバックしたところで右肩に激痛が走り、以降、腕が上がらなくなったといいます。以前から、慢性的な肩こりに悩まされていたこともあり、趣味のゴルフを楽しめるよう、定期的にマッサージに通っては凝り固まった肩をもみほぐしてもらい、ケアをしてきたつもりでした。ところがゴルフで肩に激痛を覚えたため、整形外科を受診した結果、「五十肩（肩関節周囲炎）」であると診断されたのです。

最近では週に1回はマッサージをしてもらってケアしていたのに、なぜ五十肩になったのか……Aさんはわからないといいます。

そもそも、そのマッサージは、本当に「ケア」になっていたのでしょうか。

Aさんは、自身がなぜ肩こりに悩まされていたのか、その理由をわかっていませんでした。肩こりの原因とは向き合っていないものの、肩こりを解消しようとマッサージに通い、身体のケアはしていた。つまり、「その原因を考えぬまま、症状に対して対策を行っていた」ということになります。しかし、本当にマッサージで解消できていたとしたら、慢性的な肩こりにはなっていなかったでしょう。

事実、通い始めた頃は月に1回優しくもみほぐしてもらうだけでスッキリしていたのに、徐々に物足りなく感じるようになりました。次第にゴリゴリと強くもんでもらわないとスッキリしなくなり、マッサージ店に通う頻度も2週に1回になり、最近では週1回というペースになっていたといいます。

もみほぐしてもらったことで、肩の回りの筋肉がゆるめられていたとすれば、慢性的な肩こりに悩むこともなければ、どんどん強もみになることもなかったでしょう。「もみほぐしてもらう＝スッキリ感＝肩こりの解消」になっているという誤解。結果、もみほぐしてもらうという目的からスッキリ感を追うようになってしまい、今度はスッキリ感を求めることで、もみほぐれるということから遠ざかってしまった可能性があります。

実はゴリゴリと強くもむマッサージのせいで、身体が緊張して固まってしまうことがあるのです。強くもんでもらうことで感覚はどんどん麻痺してしまい、もみほぐれているかどうかもわからなくなってしまうという悪循環。マッサージにより身体が力み、固まっていたことに気づかないまま（固くなり、動かしたら痛めそうな状態のまま）、久々のゴルフで肩を大きく動かした結果、肩が上がらないことに気づき、五十肩であることが発覚したのです。

多くの人は、**マッサージで得られるスッキリ感を、もみほぐれた・よくなったという判断材料にしてしまいがち**です。確かに、スッキリ感は得られるでしょう。でもそれは、本当によくなったということでしょうか？

強い刺激を入れれば、その反動で一時的にはスッキリするというのはマッサージでなくても一緒です。例えば高温のサウナに入った後、水風呂に入るとスッキリするように、これも、「温度」という強い刺激による一時的な効果です。むしろそうした**強い刺激に慣れてしまい、小さな変化に気づけなくなってはいないでしょうか？**

大事なのはスッキリ感ではなく、肩こりに向き合うこと。肩の在り方がどうなっているかを理解することです。徐々に力み固まっていることに、もっと早い段階で気づき、肩回りをきちんとゆるめることができていたら……Aさんは久々の趣味のゴルフで五十肩になることもなければ、慢性的な肩こりも解消できていたかもしれません。

ちなみに、四十肩・五十肩というのは、40～50代で好発しやすいからそう呼ばれていますが、40～50代の人全員がなるわけではないですから、年齢のせいにしてはいけません。力み、固まっていくことに気がつかず、40～50代の頃に〝たまたま〟した何かの動作で痛めて発症することが多いのであって、日頃からきちんとゆるんだ状態であれば、肩に無理な負担がかかることはありません。

今からのあなたの行動次第で、いくらでも防ぐことができるのです。

内臓にも「固さ」は現れる

ここまでは主に、不調は進行していたにもかかわらず、感覚が麻痺して気づくことができず、深刻化してからようやく向き合うことになったケースを紹介しました。次にこれまでの例とは異なり、内臓にスポットを当てていきたいと思います。

整体やマッサージというと筋骨格系にスポットが当たりがちですが、実際には内臓も大きくかかわってきます。それは内臓も力んで固まるからです。内臓の不調というと病気のイメージが先行し、ピンと来ない人も多いかもしれません。まずは身近な例を挙げて説明したいと思います。

【苦手な上司との飲み会は、悪酔いしやすい!?】

同じだけアルコールを摂取しても、気の置けない仲間との飲み会は楽しく酔えるのに、苦手な上司との飲み会は酔いにくい、あるいは悪酔いしてしまうといった経験はありませんか?

苦手な上司との会食中に酔いにくいのは、そのストレスにより自律神経が乱れることによって内臓が固まってしまい、胃腸や肝臓などの機能が低下している可能性があるからです。または感覚が鈍化し、自身の酔いに気づかなくなっているのかもしれません。もしくは気づかないままに飲み続けてしまい、自分の限界量を超えてしまった結果、悪酔いするというパターンも出てきます。

逆に、気の置けない仲間との飲み会や家で飲んでいる時は少ない量でも眠くなりやすかったり、酔いやすくなったりすることが多々あります。これは自律神経が正常に働き、内臓がきちんと機能しているからです。アルコールの影響が適正に身体に現れるため、酔いに気づくことができるのです。

つまり、「何をどれぐらい飲むか」も重要ですが、「誰と飲むか」「どこで飲むか」も影響し、内臓の状態が変わってしまうということです。

また、「アルコールを飲み始めた20歳ぐらいではそれほどの量は飲めなかったのに、飲んでるうちに強くなった」といった話を耳にすることも多いと思います。この「飲めばどんどん強くなる」というのは、肝臓が強くなったのではなく、むしろ自分の感覚が乱れているからかもしれません。

一方で、「飲まない日が続いた後に、久々にお酒を飲むと弱くなった」といった話も聞きますが、これは感覚が整い、酔いをしっかり感じられるようになったともいえるでしょう。

ほかにも、先ほどとは反対に、「若い時よりもお酒が飲めなくなった」という話もよく聞きます。これは年齢とともに内臓機能やアルコールを分解する能力が低下しているからかもしれませんが、この現象を年齢だけに結びつけるのはよくありません。年齢を重ねても、以前と同じ量を楽しめる人もいます。

つまり、「お酒が強い・弱い」「今日は酔いやすい・酔いにくい」「以前よりも飲めなくなった・飲めるようになった」など、お酒一つとってみても、その時々の内臓や自律神経の状態によって身体に出てくる反応は異なるため、その都度自分の状態と向き合い、正しく理解し、付き合っていくことが大切です。

【重要会議前に胃が痛くなるのは!?】

胃の痛みも、内臓の固さが要因の一つとなります。

例えば、重役がそろう重要な会議の前やクライアントへの大事なプレゼンテーションの前などに、胃がキリキリと痛くなったり、ムカムカしたりといった経験はありませんか？　極度のプレッシャーがかかる場面では、軽い吐き気を覚える場合もあるかもしれません。

これは緊張によって交感神経が優位となり、呼吸が浅く、内臓の働きが抑制されているために出ている症状の可能性があります。

会議やプレゼンテーションが終わり、ほっとすると、いつの間にか胃の不快感や吐き気が治まっている。もしくはすっかり解消された……というのは、それ以前がまさに極限の緊張状態だったことを示しています。

これが一時的なものであれば、さほど問題ではありません。しかし、プロジェクトが思うように進まず会議が延々と長引いたり、険悪な雰囲気の部署へ異動を命じられたり、上司と部下の間で板挟みになるなどストレス状態が続くと、内臓が固くなり、常に内臓の働きが悪い状態になってしまいます。繰り返す胃痛は胃腸薬の服用で一時的に緩和できるかもしれません。しかし、そもそもの緊張やストレスがなくならない環境では、その場しのぎにしかならず、薬が手放せないという状況に陥ることもあり得ます。
内臓関連の痛み（胃痛・生理痛など腹痛全般）は、薬を飲むことで速やかに緩和されるため、どうしても薬に頼りがちになります。それを繰り返すことで内臓の状態はどんどん悪くなり、より強い薬じゃないと効かなくなり、その結果、病気を引き起こす可能性が高まります。
ゆえに、日頃からその場しのぎではない対処法を身に付けることで、薬に頼らなくてよい身体を作っていくことが大切ではないでしょうか。

【便秘の原因は腸内環境だけではない!?】

痛みとして出れば、内臓の不調に気がつきやすいでしょう。一方、痛みがないためにその時の内臓の状態がわかりにくいのが、「便秘」です。

みなさんは便秘になった時に、原因として何を思い浮かべますか？　「野菜を食べずに食物繊維が足りなかったから」「発酵食品が不足していたから」と腸内環境に原因を求める人も多いのではないでしょうか。もしくは「お通じのため」と、毎朝ヨーグルトやビフィズス菌の入った飲料を摂取することを習慣化し、「今朝飲み忘れたから」という人もいるかもしれません。

確かにそういった腸内環境のバランスの乱れにより引き起こされている便秘もある一方で、自律神経の乱れが原因となっている便秘もあります。

例えば、旅行先や会社ではお通じがなく、自宅に帰ってくると便意を催すという経験はありませんか？　それも自律神経の乱れによる便秘の一つです。興奮状態が続くと、交感神経が優位となって腸の動きが抑制される状態が続き、便が出にくくなりますが、家に帰ってくると〝いつもの〟環境に落ち着きリラックスするため、便が出やすくなります。

旅行の例はわかりやすいものの、便秘が日常化すると、自律神経が影響しているとは考えづらく、より気づきにくくなります。また、ヨーグルトを食べたり、便秘薬を服用したりすることで一時的に解消されると、ますます根本的な解決にたどり着きにくくなってしまいます。

問題が放置され続けると、内臓（腸）が固くなり、深刻な病気を引き起こしかねません。反対に、内臓をゆるめることができれば、腸の動きが活発になり、老廃物がしっかり排出されることから肌荒れしづらくなります。体液循環も良好になり、おなかが張らずに済めば心身ともにスッキリします。

便秘は多くの人が抱える悩みですが、腸内環境をよくするという考え方や対処法に偏りがちです。しかし、自律神経などの影響を考えると、それらだけではなく自分の便秘はどこからきているのか、しっかりと原因と向き合い、対処することで、根本から解消できるようになります。

Chapter 02

3 自律神経の乱れで不調に気づけない

ここまで挙げてきた症例と私の解説を読んで、「どうしてこんなに痛みや不調が強くなるまで放っておいたの?」「なぜ気づけなかったの?」と疑問を持った人も多いのではないでしょうか。こうした症例の多くは「自律神経の乱れ」が原因で、感覚が鈍化・麻痺している可能性がある人たちです。

ご存じの人もいらっしゃるでしょうが、ここで改めて、自律神経について説明しましょう。

自律神経は交感神経と副交感神経の2種類があり、それらがバランスよく働くことで機能しています。

交感神経は、いわばアクセル。興奮した時や緊張する場面などで優位になります。つまり、ストレスがかかる場面では交感神経が優位となり、心拍数を上げたり、呼吸が浅く小刻みになったりします。また、排尿や排便を抑制するため、やらなければならないことに追われている時は尿意や便意を感じず、気づいたら何時間もトイレに行っていなかった——なんて経験が、みなさんにもあるのではないでしょうか。また、末梢血管を収縮させるため、手先・足先が冷えたり、身体が力み固くなり、肩こりなどが生じやすくなります。

副交感神経は、いわばブレーキです。リラックスしている場面で優位になるため、例えば、

- お風呂が好きな人は、入浴中や温泉に入っている時
- ラベンダーやカモミールなどのにおいが好みな人が、それらのにおいを嗅いでいる時
- 川のせせらぎや海の波の音、鳥の鳴き声などで癒やされる人はそういった音を聴いている時

などに、副交感神経の活動が高まります。副交感神経が優位になると心拍数が下がるため、鼓動がゆっくりになり、呼吸が深くなります。また、消化が促進されるため、食後はゆっくり過ごすことが理想です。小学生の頃、お昼ご飯を食べてすぐに校庭に出て行き遊ぼう

としたら、「食後はすぐに動かずゆっくりしなさい」と注意された経験がある方もいるかもしれません。これは、理にかなった注意だったといえます。

また、夜寝ている時は副交感神経が優位になりますが、日中忙しかったり、ストレスが多かったりすると副交感神経が優位になりづらく、良質な睡眠を取れないことがあります。「なんだか眠りが浅くて何度も目覚めてしまう」「旅行先では熟睡できない」など、リラックスして眠れていない状態です。反対に、副交感神経が過度に働き交感神経が働かなくなると、日中活動しなければならない時にダルさなどをもたらしたりします。

私たちは、仕事、家事、育児、生活環境、社会、気温、気圧、天候などさまざまな要因が負担やストレスとなり、交感神経が優位となって、身体が緊張状態になります。

普段から交感神経・副交感神経を意識しながら生活するようなことはないと思いますが、例えば好きな人に告白する時は、心臓がドキドキしてきて「緊張している」と自覚できますよね。そして告白が終わると、ホッとして気持ちが落ち着くはずです。ドキドキしていた心臓の鼓動も徐々にゆっくりになり、肩の力が抜けて、相手の笑顔に合わせて自分も表情をゆるめることができるでしょう。

誰でも緊張状態の時もあれば、リラックス状態の時もあり、**交感神経と副交感神経がバランスを取りながら、自然と切り替えができているのが正常な状態です。**

ところが、やることが多く、忙しい毎日を送っていると、徐々に交感神経優位の割合が多くなっていきます。

朝から仕事をし、定時になったらすぐにお子さんのお迎えに行く。急いで晩ご飯の準備をし、残った家事をこなしながらお子さんをお風呂に入れ、ひと息ついたのも束の間。寝かしつけたり、残った家事や仕事をしたり、翌日の準備などをこなす。家にいるからといって、リラックスして休める状態ではありません。

また、夜遅くまで仕事をしている方も同様で、仕事を終えても疲労が勝ってしまい、お風呂に入ってすぐ、リラックスする前に寝てしまう。私からすれば、みなさん、**疲れ果てて寝落ちしているようなイメージ**です。

しかし昔の人々、例えば江戸時代の人々が忙しくなかったかといえば、そんなことはありません。現代みたいに車や電車、自転車といった交通手段はないので、移動は基本、自分の足。家電もなければ便利グッズなどもないので、家事はすべて手作業です。洗濯板を使い、薪で火をおこし、飯を炊く。保育士はいないので育児は当然自分か家族が行い、ベビーカーやゆりかご、子どもを乗せる電動自転車などなく、常に抱っこかおんぶしながら生活するしかありませんでした。今のように正確な時計もなかった時代ですから、日が昇り、落ちるまで働く。

江戸時代の人もやることは多く、忙しかったにもかかわらず、自律神経のバランスが乱れることはほとんどありませんでした。どんなに忙しくても、やることに追われていても、リラックスできていれば、副交感神経が優位になり、バランスを取ることができるのです。

現代人はリラックスができていない!?

では、なぜ自律神経は乱れてしまうのでしょうか。

一つの理由は、アドレナリンの影響です。第1章でご紹介した「ケガだらけで満身創痍の選手が、オリンピックの競技中には痛みを感じない」というケースは、まさにアドレナリンの影響で興奮状態となり、自律神経が乱れ、感覚が麻痺し、痛みを感じなくなってしまっている状態です。忙しすぎるとアドレナリンが分泌され、Kさんの症例のように、進行している体調不良を感じることができなくなります。

また、もう一つの理由としては、**みなさんが思っている"リラックス"が、本当の意味でのリラックスになっていない**ということが挙げられるかもしれません。

現代人は、リラックス状態になることがなく、常に興奮状態か寝ているかの二択のようになっていると、私は感じています。

「週末は家でゴロゴロしてだらだら過ごしました」という人は多いのですが、このゴロゴロだらだらが、リラックスになっていない可能性があるのです。ただ、ゴロゴロだらだらしてもリラックスはできません。例えば、ゴロゴロだらだらしていた時、あなたはどんな状態でしたか？　テレビ、スマホ、ＳＮＳ……何かしらを目で追いながらだったのではないでしょうか。

私たちの神経は、あらゆるもので刺激されます。今は手持ち無沙汰になることもないため、何もせず、何も考えず、ただゆったりとリラックスして過ごす……ということが、実は難しくなっています。あえてデジタルデトックスの時間を持つようにする動きと同じで、あえて本当に何もしないように努め、ゆったりすることに注力しなければ、本当の意味でのゴロゴロだらだらによるリラックスは得られません。

そもそも、普段から情報や暇つぶしができるものに囲まれているため、何もしていない状態に慣れていない人が非常に多い印象です。信号待ち、電車の中、入浴中など、あらゆる場面ですぐにスマホを手に取ってしまうので、ぼーっとするという時間がほぼなくなっています。これでは、交感神経が優位な状態が常態化してしまいますし、仮に交感神経が高まるまでの刺激がなかったとしても、副交感神経が優位になってリラックスするということができなくなってしまいます。そうなれば、身体が休まることがなく、ゴロゴロだらだらしても疲れが抜けないということになってしまいます。

では、動物はどうでしょうか。肉食動物、ライオンやトラ、チーターなどの生活をイメージしてください。動物園などで見たことがあるかと思いますが、多くの時間を寝転がったり、木の上でだらんとしたりして、ゆったり過ごしているのではないでしょうか？　肉食動物が狩りをする瞬間というのは、まず意識を研ぎ澄まし、相手に気配を悟られぬようにゆっくり丁寧に、ひっそりと距離を詰めます。そして「今だ！」という瞬間に全力で走り、飛びつき、仕留めます。動物園の肉食動物はエサをもらえるので困りませんが、野生の肉食動物は相手を仕留められなければ自分が飢え死にしますから、ものすごい集中力と気力、体力を使って、獲物を仕留めにいきます。この駆け引きから始まり、獲物を仕留めるまでが、交感神経の高まる時です。

一方で、獲物を仕留める時以外は、彼らは実に、リラックスしています。おなかいっぱいの時のライオンは、おなかを見せながら大あくびして、いかにも無防備な姿でごろんと横たわっています。そうやって、きちんとリラックスしているのです。

常に獲物を仕留めようと興奮状態でいるわけでもなく、かといって常に寝ころがっているわけでもない。動物は現代人とは異なり、交感神経と副交感神経を切り替えながら上手にバランスを取っているのです。

人も同じで、緊張状態が続いてしまうのではなく、**リラックスすべき時はしっかりリラックスすることができれば、心身共に回復することができます**。身体がゆるみ、肩こりも緩和され、身体が軽くなったことで活力がみなぎってくるはずです。しかし実際には、多くの人はそうはなっていません。それどころか、長い間リラックス状態を忘れてしまい、身体が力んだまま固くなり、固まっていることにも気づけなくなってしまっています。

向き合わない⇩気づけない⇩向き合えない⇩固まるの悪循環に

これまで説明してきたように、身体が力んで固まり、それを感じる努力をせずに、当たり前と思い込んで放置してしまうと、感覚値が低下します。常に力んでゆるむことがないためそのまま固まってしまい、自律神経が乱れて、いくら努力しても「不調に気づけない」という状態になってしまうのです。

第2章ではその足がかりとして、チェック法を行っていただきました。自分がいかに力んで固くなっているかを自覚できたなら、身体をゆるませていくための第一歩を歩み出せた証しです。次の第3章では、日々力んで固くなる身体をゆるませるには、どうすればいいのかを紹介したいと思います。

自分の不調を感じ取り、健康な身体を手に入れる方法を知りたくないですか？

Chapter 02

COLUMN

ストレスなく人生を楽しんでいるのに、不調なのはなぜ？

「ストレスもないし、毎日楽しいのに、身体がつらいんです」

私の元にやってくる患者さんの中には、不調は感じているけれど、その原因になるような精神的ストレスは見当たらないとおっしゃる方がいます。しかし、ちょっと待ってください。

不調を感じている時点で、それは人生をノンストレスに楽しめているとはいえない証拠です。

本人は、本気で「ストレスなどない」と思っているのでしょう。けれど身体は正直なもので、本当はストレスを感じているからこそ、不調が出ているのです。

例えば休暇でハワイに行ってきたとしましょう。そこでは、楽しんでいた半面、身体には「負担」もあったことに気づけていたでしょうか？

● 普段はあまり食べないような甘いスイーツや外食を楽しんだ＝楽しい
↓でも、いつもは食べないようなものを食べたり、間食が増えたり、時に

は食べすぎてしまったり、栄養バランスが偏ったりして、実は内臓を酷使していた＝負担
●せっかくの旅行だからとあちこちでショッピングし、好きな買い物を楽しんだ＝楽しい
↓でも、普段以上にたくさん歩いて疲れたし、人混みで気を張っていた＝負担
●旅行は大好き、久々に旅行（ハワイ）に行けた＝楽しい
↓でも、長時間の飛行機で疲れたし、時差ボケもあったし、気候の違いでだるさもあった＝負担
●観光名所を巡った＝楽しい
↓でも、慣れない英語での会話、身の安全の確保に気を使っていたし、予定を詰めすぎて、疲れていてもやや無理やり回ろうとしてしまった＝負担
●ホテルでは、普段よりも大きくてふかふかなベッドで寝た＝楽しい
↓でも、慣れないベッドで眠りは浅かった＝負担
●家族との時間・恋人との時間を満喫した＝楽しい
↓でも、旅行前に休む分の仕事をしてきたし、旅行中も仕事のことが気になった。旅行後に、たまってしまった仕事を処理しなければならなかった＝負担

etc…

ハワイ旅行は本当に楽しかったはずです。しかし、もっと詳細に振り返ってみた時、そ

の旅行中に「小さなストレス」がまったくなかったと言い切れる人は、ほとんどいないのではないでしょうか？

自分ではストレスではないと思っていることでも、身体にとってはストレスだったり、負担になっていたりすることがあります。

仕事も同じです。よく日本人は「仕事はやりがいもあるし、楽しい」と言いますが、上司や職場の同僚、先輩や後輩、取引先に気を使ったり、納品期日に間に合わせるために連日残業をしたりと、その「仕事」という大きな枠の中には、小さなストレス、細かい嫌なこともたくさん含まれているはずなのです。

本文でも述べてきた通り、物事を単純化すると、本当の原因を見失ってしまいます。

楽しいことの中には身体に負担がかかる要因もあると理解した上で、自分の身体と向き合っていく必要があります。そうすれば、ストレスはないのに、楽しんでいるのに、つまり、思い当たる要因がまったくないのに身体に不調を感じるようなことは起こり得ないとわかるはずです。

第3章

ゆるませ、本来の身体を目覚めさせる「身体開発」

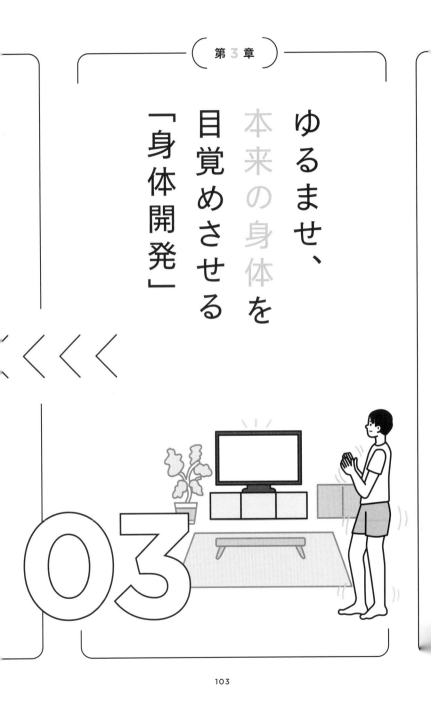

03

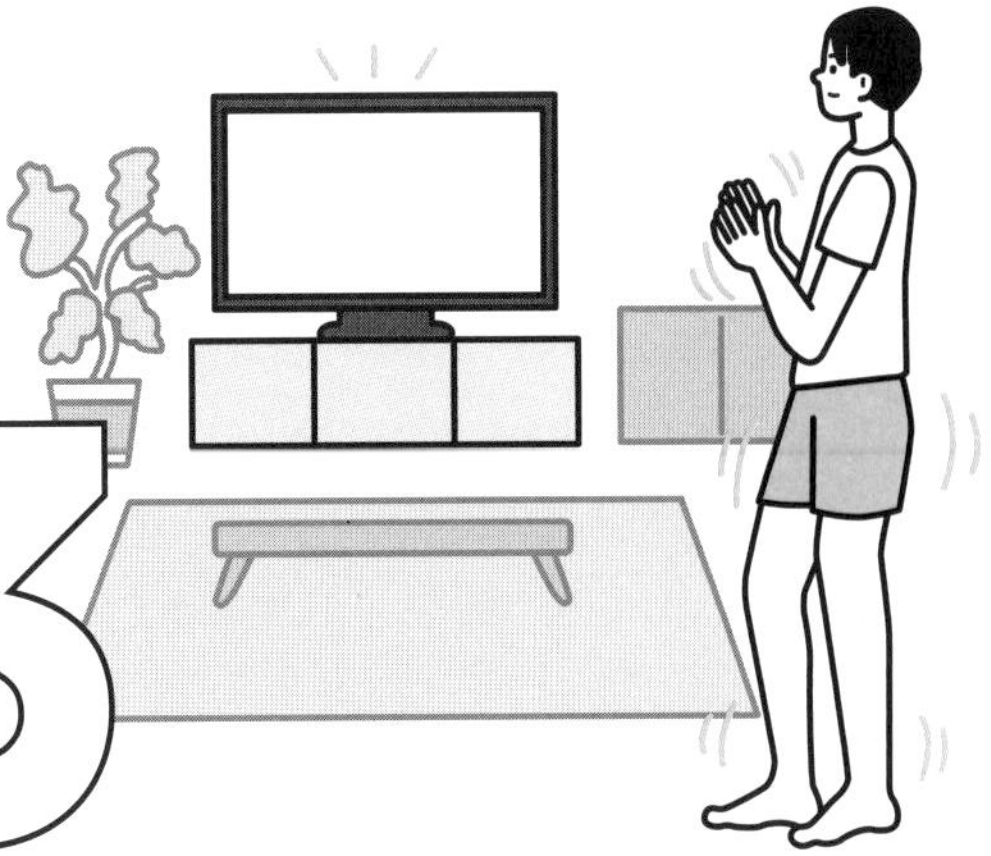

Chapter 03

1

健康への近道は「地道な遠回り」

ストレスをはじめとするさまざまな要因で身体は力み、凝り固まる——ということを第2章でお伝えしました。ただ、要因は多岐にわたるため、どんな状況においても身体は力んだり、固まったりします。もちろん自分にとって主要な要因を特定し、その状況から逃れるというのも一つの手でしょう。しかし、誰もが自由に環境を変えられるわけではありません。

最も確実で効率的なアプローチは、**「どんな状況にも耐えられる身体を作ること」**です。そのためにぜひ行ってみてほしいのが、私の整体院に来る患者さんたちにも提案している、「身体開発」です。

身体開発とは、緊張したり、力んで固まったりした身体に気づくための感覚値を身につけ、自分の身体の「在り方」を変える方法です。

力んで固まった身体をゆるませ、骨や筋肉、関節、内臓の状態を正しく感じ、構造通りに正しく使えるようにしていくことを指します。人体には650前後の筋肉、200ほどの骨、350ほどの関節があります。ところが、それらを〝構造通りに正しく〟使えている人はほとんどいません。

私もすべての筋肉や骨を構造通りに使えているわけではないですが、身体の構造や使い方に無意識な人に比べれば、かなり使えているほうだと思います。

例えば寝転んだ姿勢から起き上がる時。○○筋を使って○○状態になり、○○骨が下から順に一つ一つ持ち上がって、最終的に立つ。このように「立つ」までの筋肉や骨、関節の動きを感じることができます。みなさんは、このような感覚をもって、身体を動かしていますか？

筋肉・骨・関節を構造通り正しく使えれば、身体全体のゆがみが整い、全身の循環がよくなったり、インナーマッスルが使われたり、内臓が本来の機能を取り戻すことで代謝が上がります。そうして機能が正常化することで、身体全体をよくしていけるのです。

そのために重要なのが、「ゆるませ」であり、「身体開発」です。構造通りに正しく使うことを身体と脳が覚えてしまえば、動けば動くほど、力んで固まった身体を自然とゆるめることができるようになります。

その場しのぎの方法では健康から遠ざかる

身体開発の特長の一つが「自分でできること」なのですが、一方で「自分でやるのは面倒だ」と思う人もいらっしゃるでしょう。しかし、毎日のように身体開発を行うことこそが、健康への第一歩となります。

ぎっくり腰を例に説明しましょう。第2章の『感覚の鈍化』に気づいていない症例」（P66〜）でお伝えしたように、ぎっくり腰はたまたました何かが原因でなるものではありません。筋肉が必要以上に力んでいることに気づかぬまま（時には気づいているにもかかわらず、適切な対処をしないまま）、くしゃみが出たり、重いものを持ったりしたことが、突然トリガーとなるのです。

ぎっくり腰の痛みを抱えた患者さんに私が施術をすると痛みがだいぶ和らぐことから、患者さんの中には「ゴッドハンドですね！」と驚かれる人がいます。痛みが緩和されたのはいいのですが、そこで「なぜぎっくり腰になったのか」を考えず、「痛みがなくなったからもう大丈夫」と思い込んだまま自分の身体に向き合わず、理由や原因を考えない人は少なくありません。

結果、また1年後にぎっくり腰で来院され、私が施術をし、「ゴッドハンド！」と喜ばれる。さらに半年後、ぎっくり腰で再び来院される——。その人の身体の「在り方」は変わっていないし、時も経過し老化しているので、身体はさらに悪い状態になっている可能性があります。結果、同じ施術をしても徐々にほぐれ度合いが浅くなり、違和感が残るケースが出てくる。患者さんにとって私の施術は、1、2回目こそ「ゴッドハンド！」と喜ばれたものの、3回目はそれほどの効果を実感できない、ということになってしまうのです。

しかし、それは治療家としての私の腕が落ちたということではありません。患者さん本人がもし、1度目の来院後、自分の身体としっかり向き合えていたならば、その後の腰の違和感にも気づけるようになり、再びぎっくり腰になる前にケアをしたり、予防のために来院されたりしたはずです。しかし、自身の身体と向き合わないまま腰に負担のかかる生活を続け、状態を悪化させてしまう。そうなれば、同じように施術をしても、効果が感じられにくくなってしまうでしょう。

「同じことをしても効果が薄くなった＝対処法が悪くなった」ではなく、「＝自身の身体がさらに悪化した」ということを受け止めなければ、その後も悪くなる一方です。

そうして悪化してしまった患者さんは「もっとすごい技術、よりすごいゴッドハンド」を求めてさまよいます。そうして自分の身体と向き合わず、**その場しのぎの方法に頼り続けていると、健康からどんどん遠ざかっていくことになる。**実際に、根本的な解決に至らず、何度も同じ痛みを繰り返しているという患者さんを多く見かけます。

まずは自分で体調の変化を感じられるように身体開発をする。それを行うことで感覚値を高めつつ、身体をゆるめる。遠回りながらも最も効率的な、健康への近道なのです。

Chapter 03

2

目指すべき理想は、赤ちゃんの身体

私たちは日々ストレスや、自分ではどうにもできない気候などの環境要因に取り囲まれているため、知らぬ間に緊張したり、力んだりして固まっています。身体開発でゆるませることはできますが、固さは完全になくなりません。身体開発によってゆるませても、放っておけばまた固まってしまう。いたちごっこです。

それでも、やり続けることに意味があります。私が提唱する「身体開発」では、**理想の身体＝赤ちゃんのふわっふわでゆるゆるな身体を目指すよう促しています**。赤ちゃんは、触った時に表面の筋肉がふわふわしていますよね。本来、身体を動かしているのは骨や関節で、その骨や関節を動かすのは、周りについている内側の深層の筋肉です。外側にある表面の筋肉が固まっていては、それらを円滑に動かせません。

赤ちゃんは、仰向けになって自分の手や足を眺めていたかと思いきや、くるんと体勢を変え、腹ばいになってハイハイをし始めたりします。この一連の動作だけでも、赤ちゃんの身体のゆるみ具合や、筋肉や骨、関節を構造通りに正しく動かせている様子が理解いただけると思います。

赤ちゃんのように無駄な力を使わず、力みから解放された状態で筋肉や骨、関節を正しく使える身体が、人間の本来の姿です。身体をゆるませれば可動域が広がり、パーツの重みは感じやすくなりますが、身体は軽くなります。この状態のほうが、運動の効果が得られやすくなりますし、反対に、力んだ身体のまま運動すると、ケガをしやすくなります。張り詰めた糸に負荷をかけると、切れてしまうという原理と同じです。その上、本来鍛えたい箇所に効果が得られずに、運動自体が無駄になってしまう可能性も考えられます。

例えば、ジムによくある、椅子に座って行うもも裏筋トレの定番マシン、レッグ・カール。専用マシンの上に座って、ウエイトがついたパッドの上に足を置き、足の力でパッドを下げ、ハムストリングス（太ももの裏側などにある、大腿二頭筋、半膜様筋、半腱様筋の3つの筋肉）を鍛えるものです。

しかし、ハムストリングスの筋力を鍛えるトレーニングのはずなのに、実際には身体が力み、背中から腰に力が入ってしまっている人を多く見かけます。足の筋力を鍛える筋トレのはずなのに、背中から腰のあたりに違和感や痛みが生じてしまう。一方で、本来の目的であるハムストリングスは正しく鍛えられていません。

また、多くの人がやっている腹筋も、本来は腹筋を鍛える目的のはずが、首や腰が痛くなって挫折するケースが見受けられます。力んでいるせいで身体が固まり、腹筋以外の余計な筋肉を使いすぎていることが原因と考えられます。

ゆるめることで、より安全に、より効率的に身体を使える

では、ゆるめた状態の身体で運動すると、どう変わるのでしょうか。

まずは、目的とする部位が正しく鍛えられるようになります。より骨に近い深層の筋肉、つまりインナーマッスルが鍛えられ、表面の筋肉は必要最低限しか使われないため、どん

どんゆるんでいきます。反対に、表面の筋肉が固まっていると、その内側の深層の筋肉、つまりインナーマッスルはうまく使われません。

そのため、**正しく深層の筋肉が鍛えられると、身体はより使いやすくなり、表面の筋肉がどんどんゆるんで効果的に動かせるようになります。**

例えば、インナーマッスルが鍛えられるといわれるピラティスも、そもそも身体が凝り固まっている、表面の筋肉が固まっている状態の人が行っても、インナーマッスルを鍛えることはできません。

元横綱の朝青龍や白鵬、バスケならマイケル・ジョーダン、サッカーならリオネル・メッシ、野球なら大谷翔平ら、超一流のスポーツ選手たちは、これらを自然と習得していて、超人的な能力を発揮しています。まさに天才です。現役時代の朝青龍が砂浜をすさまじいスピードで走っている映像は有名ですが、１５０キロを超える巨体を俊敏に動かせるのは、まさに表面の筋肉はふわふわで、深層の筋肉、つまりインナーマッスルがしっかり鍛えられ、使うことができていたからこそでしょう。

Chapter 03

2 「身体開発」をやってみよう

ここまで身体開発における「身体をゆるませる」作用について説明してきましたが、**身体開発のもう一つの重要な目的は「感覚値を上げること」**です。力んだ身体をゆるませ、その落差を体感し脳に覚えさせることで、感覚値を上げるトレーニングにもなるのです。

本来なら、「昨日と比べて10ぐらい肩が上がるようになった」などと細かな変化を感じられるぐらいになってほしいのですが、初めて身体開発を行った人は、これまで些細な変化に向き合ってこなかったがために「ラクになった」「可動域が広くなった」といった、大まかな変化しか感じられないことがあります。

もちろん初回はそれでもかまいません。ただ1、2回行っただけでは、感覚値を上げるトレーニングとはいえません。なるべく毎日行うことで、体調の細かな変化に気づけるようになる。自分の体調を数値化する時に、0か100だった人が、10刻み、5刻みで答えられるようになります。

超一流のスポーツ選手は、おそらくみなさん、自身の体調レベルを細かく感知できています。自分の身体のちょっとした変化も見逃さず、「今日のコンディションは65だな。昨日は40だったな」などと認識し、細かく調整をしているはずです。そうでなければ、常に結果を求められる世界で、ベストなパフォーマンスをすることは不可能だからです。

みなさんも、自分の細かな体調の変化に気づける感覚値を高めていきましょう。そうすれば、不調を早く察知でき、自分で自分の身体のコントロールがしやすくなるはずです。また体調を崩しにくく、崩しても回復の早い身体になれるでしょう。

では実際に、身体開発を行ってみましょう！

【手さすり】

両手の手のひらを合わせて、ゆーっくりと絡ませ合うようにさすりましょう。ポイントは「よしよし、よしよし」と、赤ちゃんをあやすように優しく声をかけること。できれば、身体をくねらせながらさすると、なおいいですね。魚が泳ぐ時の動きのようなイメージでくねらせます。なぜくねらせるかというと、直立不動のまま手だけ動かすと、小手先だけになってしまって手に力が入りやすくなってしまうからです。

小手先にならないように、優しくさすれるように、ゆっくり、くねくね。よしよし、よしよし。1～2分くらいさすっていると、だんだん手があたたかく、しっとりしていくことがわかるでしょう。さするのをやめる時は、ゆっくりと止めます。

どうでしょうか。手があたたかく、しっとりとふわふわで柔らかくなっている感じがしませんか。これはまさに、手を中心に身体の血液循環がよくなっている状態です。

この状態で、手をグーパーと握ったり開いたりすると、動きやすくなっていることがわかります。手の表面の力が抜け、より深層の筋肉を使えるようになっています。

　つまり、手の在り方が変わったのです。

　そばにあるモノ、例えばペットボトルなどでいいので握ってみてください。握りやすく、ペットボトルが手に吸いつくように感じるはずです。


　この状態であれば、パソコンのキーボードも、なめらかに軽やかに打てるようになりますね。筋トレをするにしても、ダンベルに手がちゃんと

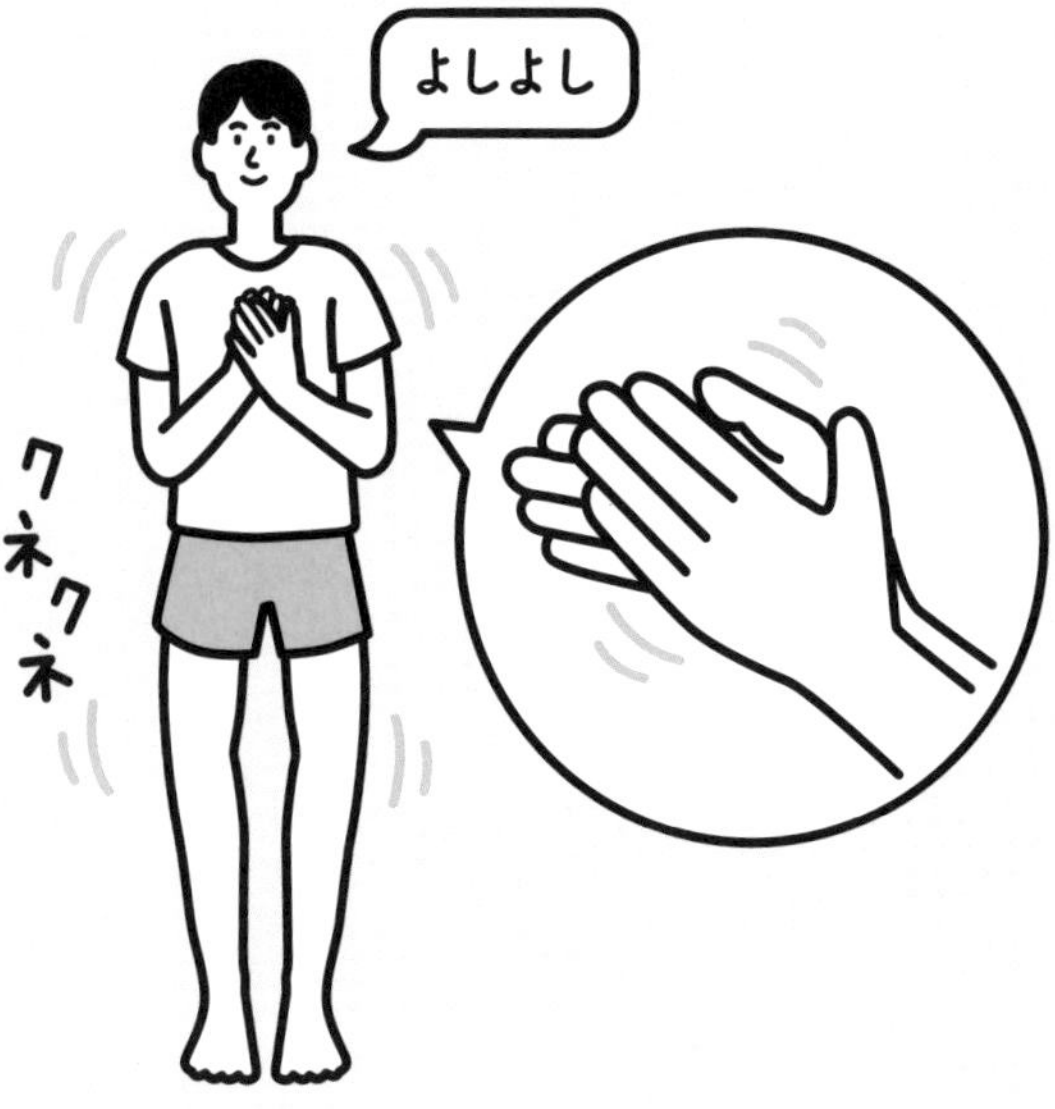

密着して格段につかみやすく、無駄な力が入りづらいため、より深層の筋肉に効かせることができます。力んだ状態の手で持っていると、表面の筋肉しか使わないので、表面しか鍛えられません。

手をさすってゆるませるだけで、人間の身体は大きく変化するのです。

これを何度もやってみてください。やればやるほど手の変化をより感じ、感覚値も上がるはずです。

【中手骨《ちゅうしゅこつ》さすり】

手さすりで手の可能性、身体開発の可能性を体感した方、いまいちよくわからなかった方も、より手の在り方を変えるために中手骨さすりを行いましょう。

多くの方が手のひら、手の甲を、ひとかたまりとして捉えているはずです。実際は手のひら、手の甲には5本の骨、つまり中手骨が存在しています。まったく知らなかった、意識していなかった方は、手の骨をきちんと使えていないので、さすることで「手の骨を使う」ことを意識できるようにしましょう。

方法は簡単です。P119の下のイラストを参考に中手骨の位置を確認し、右手の甲にある親指の中手骨を、左手の親指でゆっくりさすります。ちょっとこするような形になっても構いませんが、さすっている左手の親指とさすられている右手の骨を密着させていくようなイメージです。

ここでも、身体をくねらせるようにさすります。そして「よしよし、よしよし」と

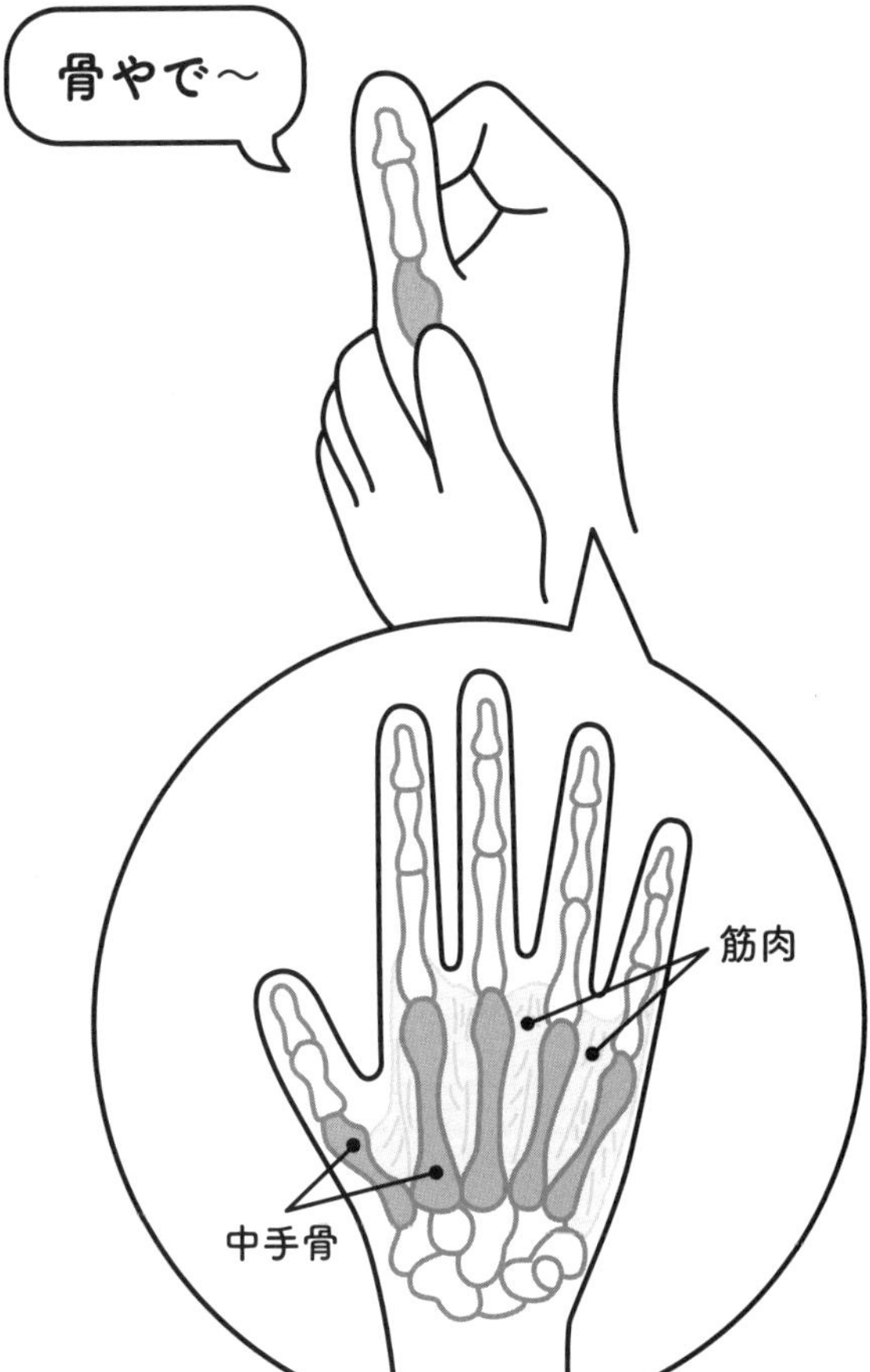
骨やで〜
筋肉
中手骨

言うのもいいのですが、脳に「ここは骨だ」とはっきり認識させるため、「骨やで〜、骨やで〜」と言いながら行うとより効果的です。

手さすりでは、手の表面の力み固まった筋肉をゆるませるために「よしよし」と言いながらやりましたが、ここでは手のひらにある5本の中手骨そのものを感じ、そこに中手骨があることを脳にも認識させたいため、あえて口頭で「骨やで〜」と声に出していきます。

なぜ関西弁？　と思う人もいるかもしれませんが、関西弁の「やで〜」という音の〝なめらかさ〟が、さすりにはとても重要だからです。標準語では「骨だぞ〜」「骨だよ〜」となりますが、「骨だ」というと、どうしても身体に力が入ってしまいます。力を抜いてなめらかに、骨を意識するようにしましょう。

指の骨をさすったら、今度はＰ１１９の下のイラストを参考に筋肉の位置を確認し、親指と人差し指の間の筋肉をさすります。ここは「肉やで〜、肉やで〜」と言います。恥ずかしがらず、きちんと声に出して言ってくださいね。ここでもやはり、中手骨の間の筋肉の存在を脳に認識させるために声に出して「肉やで～」と言いながらやりましょう。

こうして、親指から順に親指の骨、親指と人差し指の間の筋肉、骨と順番にさすっていきます。

何も考えずにぼーっと行うのではなく、「ここに骨」「ここに筋肉」があるんだなと認識しながら行いましょう。

時間がない時は、1つの骨あたり30秒くらいでも構いません。時間がある時は、1分程度ずつさすってください。座っていても、立っていても構いません。電車を待っている時など、「ながら」でもできます。

手は感覚神経が多く、敏感です。そのため、手をふわっふわにやわらかくしておかなければならないのに、多くの人は固くなっています。

この手さすりをした後に、グーパー動かすと、指や骨の動きをきちんと意識できるようになります。さすってない側は、何かぼやっとした感覚で「手」と認識しますが、さすった手は、骨があって間に筋肉があると実感できるはずです。

変化の違いがしっかりと感じられたら、反対の手もやってみましょう。

在り方が変わったその手を使って、モノを持ったり、手を使う作業をしてみてください。その快適さが実感できるはずです。

【内臓をゆるませる手当て】

手さすりでゆるんだ手を使って、自分で内臓のケアもできます。どの内臓にも応用できますが、ここでは肝臓をゆるめてみましょう。

寝転んだ状態で、肝臓に左手を2～3分置きましょう。肝臓はおなかの右上あたり、右肋骨の中にあります。

まずは、さすりではなく「手当て」から入りましょう。手当ては力を入れずにただ手を置いておきます。そして、「だらぁ～」と言いながら、肝臓の中をきれいな血液が流れて、肝臓がどんどん回復していく姿を思い浮かべます。

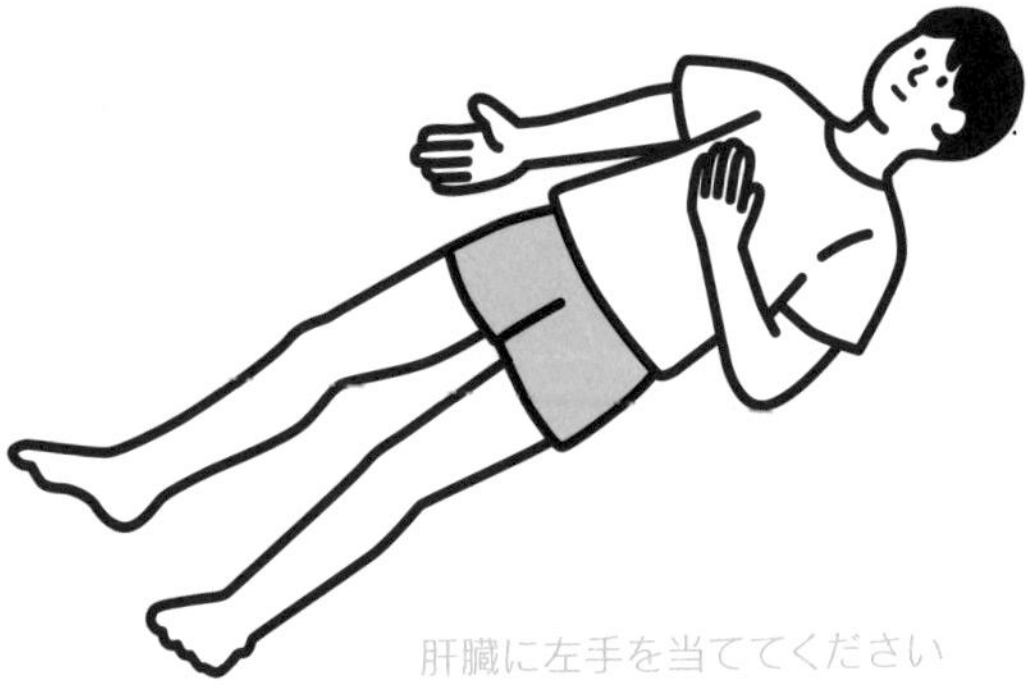

肝臓に左手を当ててください

手さすりをした後の手ですから、ふだんの手よりも柔らかく、表面の皮膚だけでなく肝臓の深いところまであたたかくなるような感覚があると思います。ジワ～っと奥のほうまで手のあたたかさが届いてゆるむ感じがわかるでしょうか。

あたたかいということは、ゆるんでいるということ。冷たいということは固まっているということ。あたたかくなると代謝が上がり、どんどん内臓が回復していきます。全身の血液循環がよくなるでしょう。

ちなみに、肝臓を手当てすると、バンザイがしやすくなっていませんか？　特に右肩が軽くなったと感じる人が多いはずです。これは、身体の右側にある肝臓の血液循環を促すことで、右側全体がよくなっているからです。

そうして手当てができるようになったら、さすりにもトライしてみましょう。左手で「よしよし、よしよし」と、円を描くように30秒から1分さすります。

肝臓の上には肋骨があり、その上に筋肉があります。つまり肝臓は、筋肉や肋骨よりも奥にあるのです。その奥にまで届くよう、意識してさすってみてください。決して強く押したり、ゴシゴシこすったりするのではありません。あくまでも意識です。

肝臓は右側にあるので、手当てもさすりも反対の左手で行います。胃の手当てやさすりの場合は、胃は左側にあるので、右手で行います。

手を動かす時、神経は運動神経が働きます。さすられていることを感じようとする受け身側は感覚神経が働きます。右手で右側の肝臓をさすると、運動神経と感覚神経を両方同時に働かせなければならず、脳が混乱してしまいます。そのため、さすられている側とは反対側の手でさするようにしましょう。

もちろんやりづらい方は同じ側の手でやっても構いませんが、身体がゆるんできたらチャレンジしていきましょう。

飲みすぎてしまったら肝臓、食べすぎてしまったら胃、婦人科系に不安があれば子宮、おなかが弱ければ大腸、タバコを吸う人なら肺や気管支。インターネットなどで人体解剖図を検索してみて、どの内臓がどこにあるのかを確認し、普段から負担をかけている内臓を自分でケアしてみましょう。毎日続けることで、内臓のケアにつながります。

【肩さすり】

肩こりがどうしても気になり、肩こりのために肩に直接何かしたい人は、肩の骨の先端のボコッと出た骨（上腕骨頭《じょうわんこっとう》）を同じようにさすりましょう。さする前に片側ずつバンザイをして、今の肩の可動域や重さなどをチェックするのも忘れないようにしてください。

肩さすりのポイントは、筋肉ではなく骨をさする

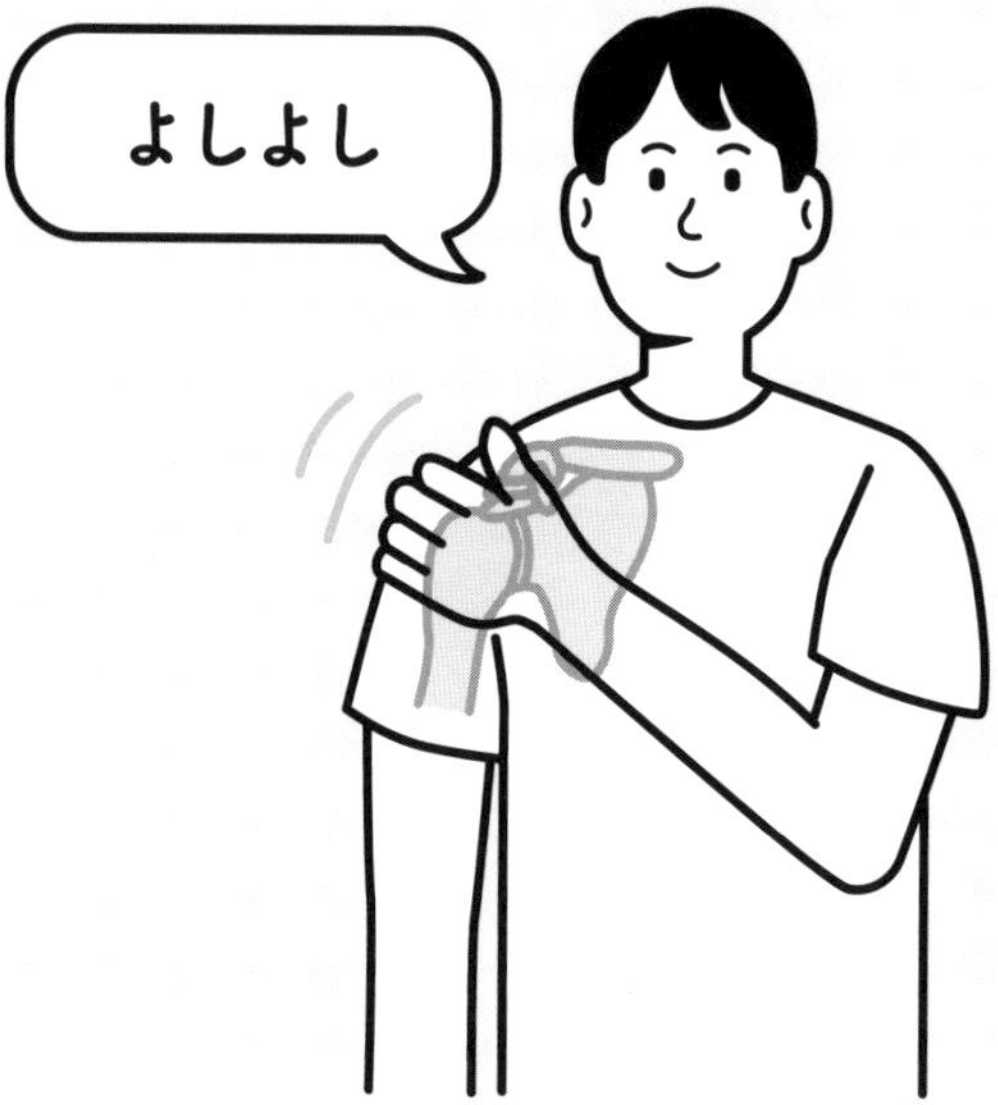

ということ。ゆっくり丁寧にさすります。適当にさすっても効果が出ないわけではないのですが、やはり丁寧にさするほうが効果は高いです。肩の骨、つまり上腕骨頭を1分程度さすった後にバンザイをしてみると、可動域が格段に広がっていることが実感できるはずです。

普段から肩の骨を意識して腕を動かしている人は少ないと思います。筋肉に対する意識のほうが圧倒的に強い。筋肉だけを使って肩や腕を動かそうとするから、筋肉が疲労し、肩こりになってしまうのです。

何かを持ち上げる時も、カバンを背負う時も、デスクワークの時も、表面の筋肉ばかり動かし、骨を意識して動かさないのは、それだけ骨の意識が弱いということです。肩の骨を意識して動かせるようになれば、身体の力みは最小限で済むようになります。

【かかとさすり】

人間の基本的な動作である「立つ」。みなさんはなんの意識もせずに行っていると思いますが、私からみると〝身体の構造通りに正しく〟立てている人は、ほとんどいません。身体の構造通りに「正しく立つ」とはどういうことなのか。それを体感するのに必要なのが、かかとさすりです。

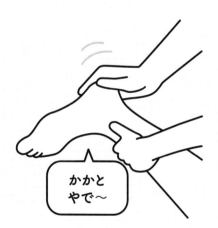

始める前に、まずは今の状態で立ってみましょう。足裏の感覚、重心は足裏のどのあたりに乗っているか、足の指が浮いたりしていないかなど、その感覚を覚えておきます。

そしてイスや床に座り、さするほうの足をもう片方の足にかけ、かかとを包み込む

ようにゆっくりと1～2分さすります。手が浮かないようにかかとに密着させ、ゆっくりさすりながら、「かかとやで～」と口に出し、脳にかかとの存在を意識させましょう。たまに「だらぁ～」と言って、身体の力みを取ることもお忘れなく。

もう片方の足をさする前に、一度立ってみましょう。

どうでしょう？　さすられた側の足の裏が、ぴったり地面に吸いつくような感覚はありませんか？　今まで意識していなかったかかとを感じられるようになり、後ろ重心になったことを身体で感じるはずです。「地に足がついてる～！」と感動される方もいます。同時に、まださすっていないほうの足が地面から浮いているように感じ、違和感を覚える人も多いでしょう。

どうしてこのようなことが起こるのか。それは普段あまりにもかかとを意識せず、無意識に爪先重心で立っているからです。

「足首を回してください」と言われると、多くの人は爪先を起点に足を動かします。かかと起点で動かしても同じ動きができますし、かかと起点のほうが骨に近い深層の筋肉、つまりインナーマッスルを使うのですが、爪先起点で動かすことで、すねや太ももなど多くの表面の筋肉を使ってしまいます。

これと同じように、足を使うあらゆる日常動作が爪先起点になっているため、無駄な力みが生まれ、「足がむくむ」「足がパンパンになる」といった不調に悩まされてしまうのです。


かかとをさすることで、力んでいた足（膝下を含む）がゆるみ、〝構造通りに正しく〟立てるようになります。

そうすると、かかとが使えるようになるので、〝構造通りに正しい〟歩き方にもつながります。

つまり、足の在り方が変われば、日常的に行う「立つ」「歩く」がこれまで以上に快適になり、ちょっと気分転換のお散歩のつもりが、歩けば歩くほどどんどん軽やかで爽快に感じ、もっともっと歩きたくなるでしょう。そうなったら、あなたも私のような身体の可能性を追い求める「変人」の仲間入りです。

【寝転び開発】

ここまで身体開発をやってみて気づいた方もいると思いますが、第2章のチェック法は、実際は身体開発そのものです。

寝転んで、ペットボトルなどの「硬さがあるもの」を足首の下に入れて、足の重さを預けることで表面の筋肉がゆるみ、骨に近い深層の筋肉が使われやすくなります。ペットボトルを抜き、ベタッとなった足を上げてみると、重みは感じるけど軽くて動かしやすくなるはずです。まさに、〝足の在り方〟が変わったといえます。

ほかにも、肘や肩の下にペットボトルを入れることで身体開発ができます。片側ずつ肘の下にペットボトルを入れて、腕の重さをそこに預けます。数分後、ペットボトルを外すと、肘を中心に腕全体がベタッと床に埋もれるような感覚が得られるはずです。

これも足同様、寝転がってだらんとしていたはずなのに腕や肩には無駄な力が入っていたということであり、あなたの肩がつらいのは、毎晩寝ている時も無駄な力が抜けないまま朝を迎えてしまったからかもしれません。腕の力が抜ければ、肩や首の力も抜けやすくなるため、慢性的な肩こりや寝違えなども防ぐことができるようになります。

これも、〝腕の在り方〟が変わったといえます。

寝転びながらできる身体開発なので、寝る前や疲れている時に繰り返しやってみましょう。

在り方が変わった身体で寝れば、睡眠の質も高まるはずです。

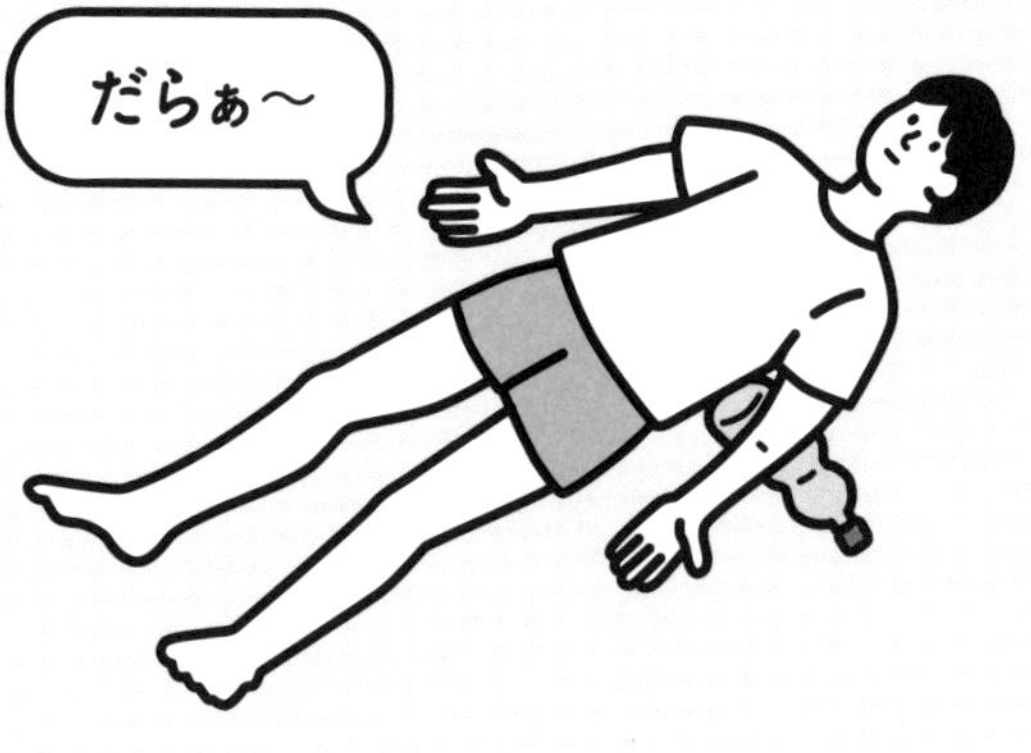

Chapter 03

4 身体開発を行う時の3つのポイント

とてもシンプルで誰にでもできる身体開発ですが、その効果を上げるためのちょっとした工夫や心構えがあります。

1 さすった箇所・触った箇所を感じ取る
2 せかせかせずに〝だらぁ〜〟とやる
3 変化を脳に認識させる

の3つです。

1 さすった箇所・触った箇所を感じ取る

例えば手さすりをする場合なら、「右手ちゃん」にさすられている「左手ちゃん」の感覚と、「左手ちゃん」にさすられている「右手ちゃん」の感覚。その双方を感じ取るようにしてください。

触っている箇所と触れられている箇所、さすっている箇所とさすられている箇所、両方に意識がいくことが重要です。

2 せかせかせずに〝だらぁ〜〟とやる

身体開発はゆるませることが目的の一つですから、急いで雑にやっても意味がありません。ゆっくりと丁寧に行います。**ゆっくり丁寧に行うことで効果が3倍**となれば、丁寧にやりたくなりますよね。

できれば、ゆるませの時間を日常のルーティンに組み込み、わざわざ行う「わざトレ」として行ってもらうことが理想ですが、多くの人は続かないでしょう。そのため、まずは何かをしながらやる「ながらトレ」、隙間時間でやる「隙間トレ」で行ってもらえれば十分です。

忙しい毎日ですから、そのために時間を作ろうとしても、続かない人が多いと思います。動画を見ながら寝転んだり、テレビを見ながら足をさすったり、電車を待っている時に手をさすったり、何かをしながら身体開発を行い、ゆるませる。

そうして身体開発にハマッてきた人は、テレビを観ながら身体開発していたつもりが、つい身体開発のほうが気持ちよくなってしまい、観ていたテレビの内容をまったく覚えていない——むしろ身体開発しながらテレビを観ていた、なんて、逆転していくはずです。

3 変化を脳に認識させる

身体開発をする前に、ビフォー・アフターの違いが認識できるよう、今の状態を必ずチェックしておきましょう。

このチェックをしておかないと、ビフォー・アフターの違いがわかりません。

なお、身体開発をしながらそのまま寝てしまうと、力を抜こうとしている部位に意識がいかなくなり、脳に変化を認識させることができません。ゆるんで気持ちよくても、できれば眠らないように注意しましょう。ただし、さすることによって寝つきがよくなった、と実感できたのであれば、ビフォー・アフターの違いを認識できたことになるので、問題ありません。

また、身体開発を行う時は、必ず左右の片方ずつ行ってください。時間がない、面倒くさがって左右同時もしくはひと続きにまとめて行ってしまうと、脳が混乱してしまい、よほど感覚値が高い人でないと変化が認識できなくなってしまいます。変化を捉えきれないと、脳はスルーして、なかったことにしてしまうクセがあるので気をつけてください。

いずれにしても、**ビフォー・アフターの感覚の違いを脳にしっかりと植えつけていくこと**で感覚値のトレーニングとなり、身体開発ができます。

パーソナルトレーナーやYouTubeの筋トレ動画でも、「どこの筋肉を使っているのか意識しながらやりましょう」と呼びかけているはずです。腕立て伏せをただ漫然と100回するより、少ない回数でも鍛えている部位を意識し、感覚的にも視覚的にも変化を認識させながら行うほうが身体を変化させるのです。

その意味では、身体開発は筋トレと同じです。身体を構造通りに正しく使うために、ゆるませるための〝トレーニング〟です。

ですから、繰り返し何度も何度も丁寧に行うことで、よりゆるんでいく変化を感じられます。

身体がゆるみ、ふわふわになっていくことを、脳に覚え込ませ、教えていく。身体が確かに変わったと認識させること。それが最も重要なポイントです。

専門家に任せてしまうのも選択肢の一つ

実際に身体開発をやってみて、いかがでしたか？　その必要性は理解したけれど、一人で続けられるかというと自信がない……そんな人も、中にはいるかもしれません。

そんな人は私のような整体師に任せていただくことも選択肢の一つです。実際に、「忙しいし、自分で身体のケアをすることは諦めました」と、定期的に来院される方もたくさんいます。大切なのは、**自分の身体と向き合い、自分に問題があると自覚した上で、それを選択しているかどうかです**。

一番気をつけてほしいのは、〝中途半端〟になってしまうこと。

「何か家でしたほうがいいことはありますか？」と聞かれ、「手さすりを毎日してくださいね」とお伝えすると、その場では「わかりました」という答えが返ってくる。ところが、次に来院された時に「手さすりを毎日していますか？」と聞くと、バツの悪い顔をされます。

私はとがめたり、強く指導したりということはしたくありません。強制することがストレスになり、身体の力みや緊張につながってしまうこともあるからです。

ただ、ご自身の身体と向き合った結果、私たち整体師の力を借りようと思ってくださったのであれば、一緒にやり遂げましょう。**自分の生活スタイルや性分から身体開発を継続的に行うのが難しいと思えば、整体師に頼ってくだされればいいのです**。その代わりに、二人三脚ですから、目標と計画に沿ったスケジュールは、がんばって守っていきましょうね。

考え方の堅さ＝身体の固さにリンクする

一人で続ける自信がない人の中には、「面倒くさがりで続かないかも」という人だけでなく、身体開発について「これで本当に効くの？」と疑いを持つ人もいるかもしれません。

それはおそらく、これまでみなさんが取り入れてきた健康法や、整体やマッサージに対して持っているイメージと大きく異なるものだったからではないでしょうか？

年を重ねるごとに自分の考え方に固執し、変化を受け入れるのは難しくなります。先入観に加えて、頑固になって固定観念も強くなってしまいがちです。

そのため、私が施術して患者さんの身体をゆるませ、それによって痛みが和らいだり可動域が広がったりと大きな変化を体感していても、「いや、こんなことが起こるはずない」「これは何か不思議な力だ」といって、受け入れない人もいます。

私は講師として、整体師だけでなく、一般の方にも技術指導をしています。そこでたびたび驚かされるのは、整体師よりも一般の方のほうが、上達が早いケースが多く見られることです。整体師としてキャリアがあればあるほど、自分のやり方に固執し、新しい方法をなかなか取り入れられない傾向があるように思います。

仕事でもスポーツでも、似たような傾向があるのではないでしょうか。

素直な人とそうでない人とでは上達のスピードが違います。「以前はこういうやり方だったんだ」とこだわる人は、なかなか上達しません。案外キャリアが浅い人のほうが、素直に吸収し、成長が速いのです。

身体開発は、世に出回っている健康体操やストレッチなどに比べれば、刺激量は弱いですが、刺激量が強いからいいというものではありません。マッサージ機でゴリゴリもみほぐしたり、ストレッチでぐいぐい伸ばしたりするほうが、〝やった感〟は得られるかもしれません。しかし、得たいのは刺激ではなく〝身体の変化〟。やった感ばかりを追い求めると、刺激が強すぎて身体の変化に気づけません。だからこそ、刺激量はむしろ少ないほうがいいのです。「だらぁ〜」と声に出したり口にするのも、人によっては強い抵抗があるかもしれません。しかし、素直に受け入れ、日々実践することで、身体の変化を感じていただけるはずです。

ですからまずは、疑いを捨てて、身体開発を実践してみてください。私がみなさんに伝えた通りに、素直にやり込めばやり込むほど、身体の変化に驚くはずです。

Chapter
03

COLUMN

江戸時代以前は、身体を構造通りに意識できていた？

人は、およそ200の骨と360の関節、650の筋肉を持ちます。みなさんは、ご自身の意思で、どのくらい思い通りに、自由自在に、これらを動かすことができますか？

そもそも、「背骨」や「肋骨」、「膝の関節」や「足首の関節」、「大胸筋」や「腹筋」など、大きなパーツとしては意識することがあったとしても、「背骨の頚椎の上から3番目の骨」だとか、「肋骨回りの関節の中でも胸鎖関節や胸肋関節」だとか、「おなかの中でも大腰筋」だとか、そんな細かいところまで意識して生活している人はほとんどおられないでしょう。細かい名称を理解している／いないは関係なく、それほど詳細に、自分の身体のパーツを感じながら、それぞれが構造通りに正しく、かつ自分の意思で動かせている人は多くはないのです。

これこそが、繰り返しお伝えしてきた、なんらかの動作をする際に、身体の深部、骨や関節、その周囲にある深層の筋肉よりも、表面の筋肉に意識がいってしまっているということです。

しかし、江戸時代以前の人々は元来、身体の構造通りに、骨は骨、筋肉は筋肉、関節は関節、脂肪は脂肪と、それぞれのパーツに意識を置いて、生活をしていたのではないかと思います。

例えば、「骨肉の争い」「骨肉相食」といった表現があります。これはいずれも、家族や血縁者など、最も近しい存在同士が対立して争うという意味で使われます。骨はカルシウムであり、筋肉はタンパク質というまったく違う物質で構成されているもの。しかし、近いからこそそれぞれがそれぞれの役割を全うし、助け合わなければならないのに、一緒くたにしてしまってはそれぞれが互いの役割を奪うことになり、争うことになってしまうのです。

ほかにも、

- **骨抜きにされる**
- **骨身に染みる**
- **骨を折る**

といった表現からは、物事の中心、核となる部分を表現する際に「骨」を用いていることから、その重要性を感じ取っていたことがうかがえます。

また、「肉を切らせて骨を断つ」ということわざからも、自分の肉を切らせたとしても、相手の骨さえ断てばこちらの勝利である、つまり肉（＝筋肉）は表面的なものであり、骨のほうが大事であるとの認識が感じとれます。

しかし現代では、どうでしょうか？

どんな動作をするにも、骨ではなく筋肉に意識がいき、その筋肉は力み、固まってしまっています。本来立ったり座ったりする際には、筋肉は最低限の働きでいいはずですが、筋肉に意識がいくことで姿勢を維持するための骨の役割が弱まる。代わりに表面の筋肉でその姿勢を維持しようとするため、それだけで疲れてしまう

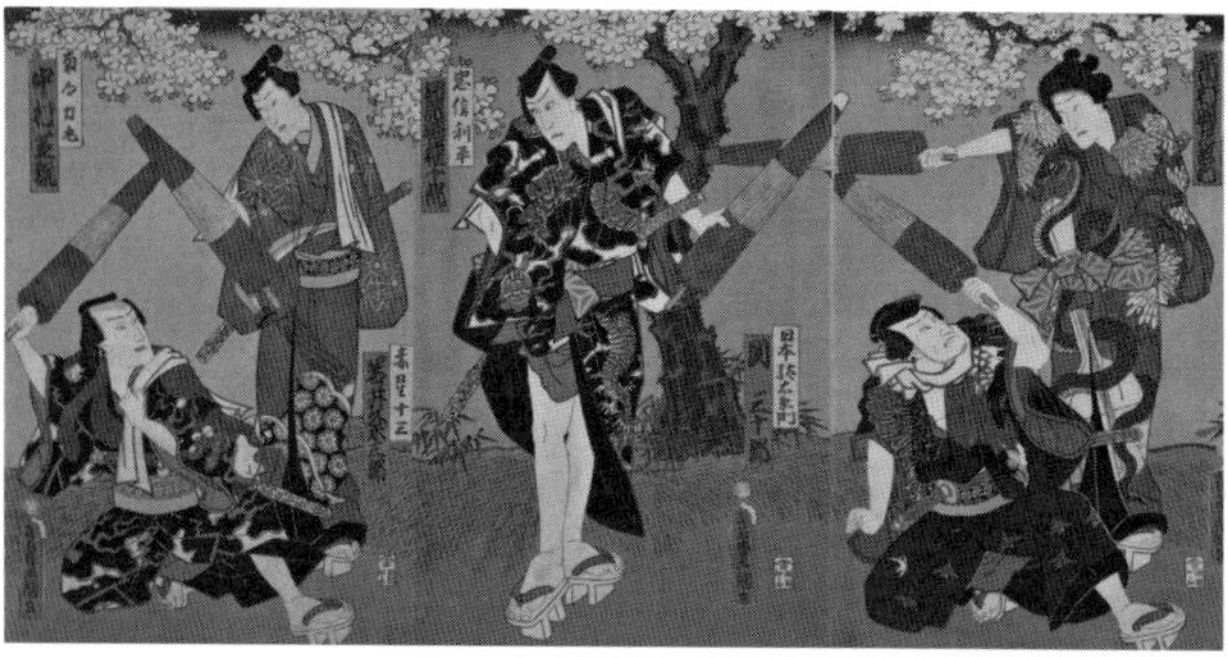

江戸時代の浮世絵に描かれた人々は、O脚やX脚とは無縁の、スッとまっすぐな美脚でした。三代目歌川豊国「豊国画帖　弁天小僧菊之助　市村羽左衛門・日本駄右衛門　関三十郎・忠信利平　河原崎権十郎・赤星十三　岩井粂三郎・南郷力丸　中村芝翫」国会図書館デジタルコレクションより

ようになってしまいました。

もしも昔のように、「動作には骨が核となる」という意識があれば、その骨を動かすための深層の筋肉を使い、表面の筋肉を酷使することはなくなるはずです。そうすれば、肩が凝ったり、腰が張ったりと、筋肉の疲労や力みからくる悩みは和らぐのではないでしょうか。

そして、骨への意識が強く、骨がしっかり使えていると、猫背、反り腰、巻き肩、ストレートネック、X脚、O脚、外反母趾などの筋肉由来の問題に悩むことも困ることもないのです。

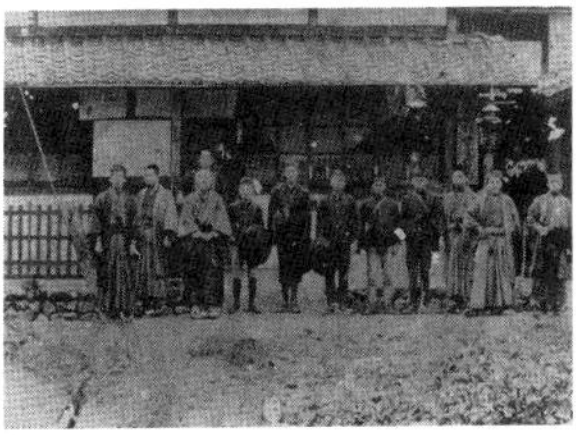

明治前期に富岡郵便電信局で撮影された写真。右ページの絵が決して間違いではないことを証明するように、明治初期に撮影された写真に写された人々の足もスッと伸びていることがわかります。
提供:八名郷土史会

MEMO

第4章

04

「身体を固める」環境要因を理解し、ゆるませることを意識しよう

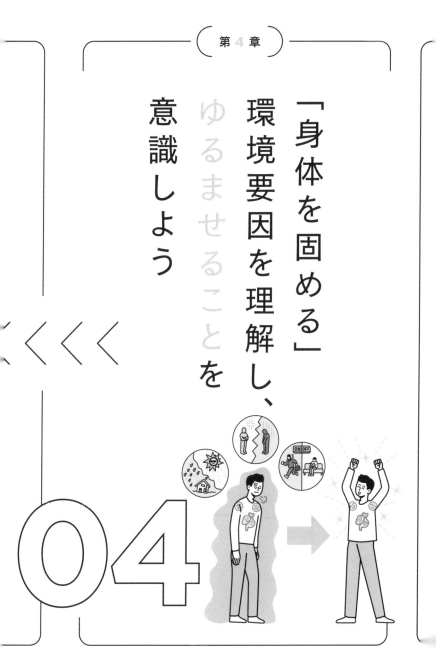

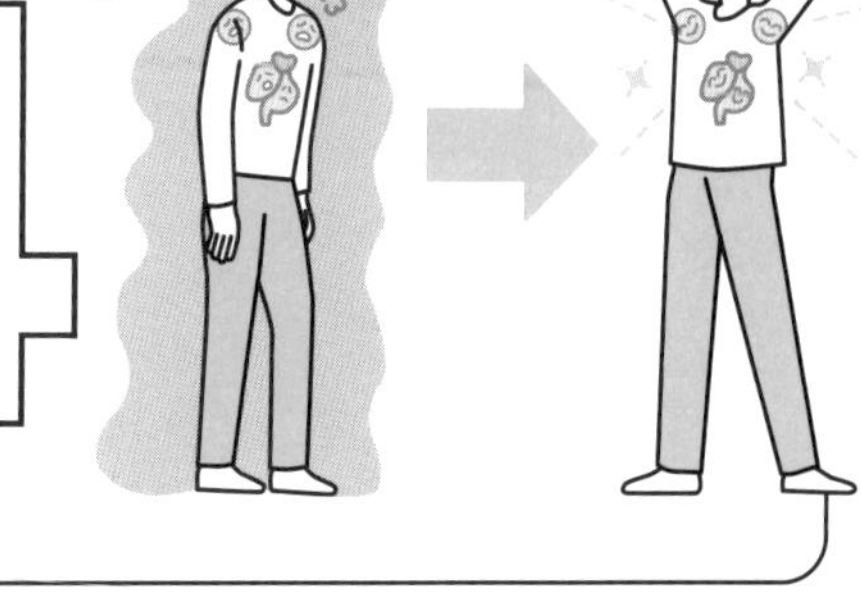

Chapter 04

1 多くの日本人は「だらぁ〜」ができない

みなさん、「だらぁ〜」と言ってみてください。

どうですか？　恥ずかしがらずに、声に出して言えたでしょうか？　「頭の中で言ってみた」というだけでは、ダメです。

温泉やお風呂に入った時、思わず「ああぁ〜〜」と声を漏らしたことがあるかもしれません。身体開発でも、その時の感覚と同じように、**自然と「だらぁ〜」と言えるのが理想**です。私が理想とする言い方を文字にすると、「ぁだぁらぁぁ〜」。喉の奥のほう、胸の奥底から深い息が、ため息のように口から漏れ出てくる感じです。ぜひ、ゆーっくりと言うように心がけてみてください。

第3章でも身体開発を行う際には「だらぁ〜」と言いましょうとお伝えしました。口に出して言うことは、心身をゆるませるための大きなポイントです。

しかしながら、この「だらぁ〜」と言うというシンプルな行為ができない人、苦手な人がものすごく多いように感じています。近くに家族がいるから、電車やカフェで周りに人がいるから恥ずかしくて言えないという人もいれば、「だらぁ〜」という言葉になんとなく抵抗感があり口に出せないという人もいます。

考えてみてください。力を入れなければいけない時、重いものを持つ時に、「エイッ」「ヨイショッ」などと自然と声に出てしまうことはないでしょうか。重いウエイトのバーベルを持ち上げるのに、「だらぁ〜」と言っていては持ち上がりません。多くの人が、「ヴオ〜」といった雄たけびを上げています。気合を入れる時には何かしらの声を出すことができるのに、力を抜く時の「だらぁ〜」は言えない。

なぜでしょうか？

私が患者さんに「だらぁ〜」と声に出してみてくださいとお願いしても、「え!?」とためらう方や「言えません」とハッキリ宣言される方がいます。ストレスが極限状態で余裕がないという方に「だらぁ〜」と言ってもらうと、その多くは「だら！　だら！　だら！」と、力みながら投げやりに口にします。ただ「だらぁ〜」と言うだけなのに、とても難しいことのようになってしまうのです。

「さすり」では、自分の骨や筋肉に対して「よしよし」という言葉をかけながらさするように患者さんにお伝えしていますが、「だらぁ〜」と同じで、みなさんそれもなかなか上手に言えません。赤ちゃんに対しては優しく、時には愛おしむように「よしよし」と言えるのに、自分自身に対しての「よしよし」は恥ずかしくて言いづらい。それでも必ず、意識して言うようにしてほしいのです。

実は、「言葉に出す」ことも、身体開発の一部に含まれています。**「だらぁ〜」と口に出して言うこと自体が、重要なケアになる**のです。身体開発をする時間が取れなければ、「だらぁ〜」と言うだけでもいい。それは当院が、患者さんに最初に教えることでもあります。「何かやるべきセルフケアはありますか？」と聞かれたら、「だらぁ〜と言ってください」と、必ずお伝えしています。

「だらぁ〜」は、とてもいい響きの言葉です。音の響きからして、心理的にも肉体的にもゆるみやすくしてくれます。海外で施術する時も、それぞれの国で似たような言葉を探したのですが、日本語の「だらぁ～」以上の言葉が見つかりません。なので、海外の人たちにも、「だらぁ～」と言うように伝えています。そう口にするだけで、身体の力みの抜け感がまったく違うのです。

声に出して「だらぁ～」と言うだけで力が抜けるほど、脳と身体は連動しています。ぜひこの連動を生かして「だらぁ～」を意識し、たくさん口に出して、「だらぁ～」上手になってください。「だらぁ～」と言うのが上手になればなるほど、あなたは力みから解放されていくことでしょう。

「だらぁ～」を許さない日本社会

私は時には海外に出張して、さまざまな国の患者さんに施術することがあります。「患者」というぐらいなので、どこかしらの痛みや不調を訴える方が多いのですが、それでも日本の患者さんに比べると、「力み」は弱いように思います。

また、海外（といっても国によってだいぶ違うのですが）で道行く人を見ても、肩や腰が力んで固さがあるように見受けられる人は、日本ほど多くはいません。それは無意識に「だらぁ～」ができているからです。

日本に住む人は、幼い頃から「姿勢をよくしなさい」「ちゃんとしなさい」「ふざけないの」「まじめに勉強しなさい」と言われ続けてきました。おそらく、授業中に「だらぁ～」と口に出したら「何を気を抜いてるんだ」、部活中に「だらぁ～」と口に出したら「もっと気合を入れろ」、試合中に「だらぁ～」と口に出したら「もっと真剣にやれ」——こんなふうに、怒られますよね。「だらぁ～」を許さない社会に生きていれば、当然身体は固くなってしまいます。

しかし、「だらぁ～」は、気を抜くことでもふざけることでもさぼることでもありません。「だらぁ～＝怠けている」と感じる人もいるかもしれませんが、「だらぁ～」は、力を抜き切るのではなく、**無駄な力を入れずに最低限の筋肉で動く**ということ。私たちが理想とする、ゆるんだ身体を持つ赤ちゃんは、ゆるゆるだけど怠けているわけではありません。

みなさんも、だらぁ〜っとしている赤ちゃんを見て、「何さぼってるんだ」とは思わないでしょう。赤ちゃんはゆるゆるすることで、無駄な力を使わず〝快適に〟動こうとしているのです。

そして、そのような身体の在り方をしているのは、赤ちゃんだけではありません。

例えば、今なお伝説と称されている、アメリカの元プロバスケットボール選手のマイケル・ジョーダンは、試合中によく、舌を出していました。ドリブルしながら、ジャンプシュートをしながら、さらにはダンクシュートをする際にも舌を出し、その姿を捉えた動画や写真も多く残されています。しかし、想像してみてください。普通なら、舌を出してダンクシュートをすれば、噛んでしまいますよね。力が入る時に奥歯を噛みしめるのは自然なことです。ダンベルを持ち上げようとしたら、奥歯をグッと噛みしめます。舌を出しながらドリブルやダンクシュートをするなんて、よほど表面の筋肉の力が抜け切ってゆるんでいる状態でなければ、難しいことです。

当の本人は、インタビューの中で「舌を出している自覚はなかった」と話していますが、これこそ自然に「だらぁ〜」ができていた証拠なのです。まさに、天才です。NBAの選手としては身体的に特別恵まれていたわけでも、周りとは違う特別な何かをしていたわけでもないジョーダンの恐るべき能力は、彼の身体の在り方が物語っています。

また、「世界最速の男」と称された、元陸上競技短距離選手のウサイン・ボルトも同様です。ほかの選手がレース前に緊張した面持ちで顔や足をたたいて気合を入れながら準備している中で、カメラの前でふざけたり、肩の力を抜いてだるだるとした体操をしたりします。極度の緊張下では身体が固くなるため、表面の筋肉がより邪魔をして、瞬発力を発揮できません。それを理解してなのか、極度の緊張から解放されるために、ふざける。そしてだるだるとした体操で身体から不必要な力みを極力排しながらも、集中力を高めていたのでしょう。これを、無意識にやっていたのであれば、やはり天才です。

アスリートのみならず、超一流・天才とされる人は「だらぁ〜」が無意識にできているからこそ、その域に到達できるのだろうと私は考えています。一流の人たちは、その競技にかける時間も練習量も思いも、超一流の人たちと同じぐらいのレベルのはずです。にもかかわらず、一流のさらに上をいく〝超一流〟というものが存在する。それは、単に練習量や練習内容といった部分ではなく、身体の在り方に違いがあるのです。

繰り返しになりますが、「だらぁ〜」は怠けているわけでも、力を抜き切るわけでもなく、無駄な力を入れずに最低限の筋肉で動くということ。表面の筋肉など必要のない部位に力が入っていなければ、余計に力むこともなく、深層部の筋肉が動きやすくなり、可動域が広がります。それゆえ、高いパフォーマンスを発揮できるのです。

この表面の筋肉に力が入っていない状態、骨に近い深層の筋肉を使えている状態というのが、イメージしづらい人も多いかもしれません。

先ほど、「赤ちゃんはより快適に動くために必要最低限の力しか使っていない」とお伝えしました。自分の両足で立てるようになった赤ちゃんを想像していただきたいのですが、猫背や反り腰になったり、O脚やX脚になったりせず、すごくきれいに真っすぐ立っているると思います。しかも、きれいな姿勢で立っているにもかかわらず、その姿からは力みや固さは感じられず、自然体で無理なく立っている印象を受けるでしょう。これは、赤ちゃんが骨を上手に使って立っているためといえます。初めのうちは身体をどう使ったらうまくいくかがまだわからず、少しでも動こうとすると転んでしまいますが、そのくらい、絶妙なバランスで立っているのです。

一方で、お年寄りの立ち姿は、肩回りや背中、腰、膝、足などさまざまなところに力が入り、一生懸命に立っている様子がうかがえるでしょう。ガチガチに固まっているので、すぐに転びそうな印象はありませんが、立っているだけで疲れてしまい、すぐに座りたくなりそうな感じです。

例えば、あなたが空き缶を10個積み上げようとしたら、斜めにならないように、一つ一つを真っすぐ縦に積み上げるでしょう。いわばその状態が、赤ちゃんです。対して、途中のさまざまなところが斜めになってしまっているのが、お年寄りです。斜めになった缶(骨)を支えようと、表面の筋肉ががんばってしまい、ただ立つというだけでも身体に力が入ってしまいます。

ゆがむことなく縦に積み上げることができれば、骨と深層の筋肉だけで立てるため、必要最低限の筋肉で済むということになります。

必要最低限の筋肉しか使っていないため、歩き始めたばかりの赤ちゃんは一直線に歩くようなことはできず（そうする必要もないですが）、大人たちが「あぁ、待って～。そっちじゃないのよ～」とあたふたしてしまうような、ヨロヨロゆらゆら、あらゆる方向に歩いていってしまいます。そしてヨロヨロ歩いて転びそうなのに、意外と転ばないのが赤ちゃんです。不安定さの中に絶妙な安定感があり、これも表面の筋肉を使っていない証拠といえます。だからこそ、最初は平らなところを歩くのが精いっぱいで、段差があったり、坂道があるところは上手に歩けません。これが、必要以上の筋肉を使うようになるとガッシリ構えるようになり、ヨロヨロゆらゆら歩くことはなくなります。そして次第に、表面の筋肉を〝使い過ぎて〟しまうようになる。そうなると、今度はお年寄りのように、ガッチリと固まって動きそうにない、凝り固まった安定感が出てくるのです。

歩き始めたばかりの赤ちゃんはたくさん転びますが、「赤ちゃんが捻挫した」という話を耳にしたことはないでしょう。一方で、お年寄りが転んでしまうと、捻挫どころか、大ケガをする可能性もあります。表面の筋肉が力み、固まっているところに〝転ぶ〟という無理な負荷がかかることで、思わぬ衝撃が生じてしまうためです。これが、もしも赤ちゃんのように表面に力みがなければ、無理して転ぶのを防ごうとしたりせず、構造のまま〝無理なく転ぶ〟ことができるため、痛めたり捻挫したりせずに済みます。赤ちゃんがいかに、必要以上の筋肉を使わず＝表面の筋肉を凝り固めることなく、「最低限の筋肉＝骨と深層の筋肉」を使っているかをおわかりいただけるのではないでしょうか。

メジャーリーガーの大谷翔平選手を見て、赤ちゃんのような印象を持つ方も多いと思います。当然、大谷選手は筋力もありますが、表面がゆるんでいるため、見た目からは、なんだかふわふわもちもちしている印象を受けます。表面がゆるむと、いかにも固そうな筋肉ではなく、弾力のある本来のもちもちした筋肉になるのです。彼のような身体はまさに、深層の筋肉を使うのに長けた身体だといえるでしょう。

このように、「だらぁ〜」は超一流アスリートには欠かせない能力であるにもかかわらず、いざ自分たちもやってみなさいと言われたら、なんだかふざけているかのように感じてしまいます。

この「だらぁ〜」＝ちゃんとしていないという感覚こそが、日本社会的な問題であり、日本に生まれ、育ち、住んでいる限り、勝手に無意識で身体を力んで固めてしまう要因だと考えています。

これを私は、**「抗うことが難しい要因＝環境要因」**と呼んでいます。

Chapter 04

2 身体を固めやすくする日本の「環境要因」

これまでの話で、日々、身体には負担がかかっているため、自分の身体に向き合い、都度身体の変化を感じ取ることが大切である。一方で、ストレスや自律神経の乱れによって身体が力んで固まっていることに気づくことができず、自分の身体と向き合えなくなってしまうことがある、とお伝えしました。ただ、これらを引き起こすのは、第2章で述べたような理由だけでは、実はありません。

それが、「環境要因」によるものです。

さまざまある環境要因の中でも、私が考える代表的な例が気候や大気汚染です。日照時間が短い国や寒い国は自殺率が高く、自律神経も乱れやすいといわれています。

「慣れ」によって身体が適応していくことで解消する部分もありますが、気候や大気汚染の状況といった生活環境に、人の身体は常に影響を受けてしまうのです。

ほかにも「考え方」という観点で見ると、日本社会には長年形成してきた同調圧力、公私のオン・オフのつけづらさといった、海外と比較しても特有の社会環境があります。私たちの自覚していないところで、これらがまるで基本的な価値観のように植えつけられ、ストレス、自律神経の乱れへと影響を及ぼしている可能性があると、私は考えています。

社会が長年じわじわと形成してきた風潮や教育は、渦中に身を置いていると「当たり前のもの」になってしまうために、環境要因だとはなかなか気づけません。では、具体的にどのような日本社会の環境要因が私たちの身体を力ませ、固くしてしまうのでしょうか。

身体の「在り方」を理解させない教育

表面の筋肉を必要以上に使わずに、より骨に近い深層の筋肉を主体として使うことは、本来生まれた時から備わっている身体の「在り方」です。

赤ちゃんは寝返りから始まり、ずりばいして、ハイハイをするようになってからお座りし、立ち上がって歩くようになります。この歩き始めるまでの一連の動作は、誰かに教えてもらうものではありません。赤ちゃん自身が成長していく過程で本能のままに身体を動かし、「こう動きたい」と思った動作を一番やりやすいようにしているだけで、無意識に身体を構造通りに正しく使って動いているのです。

つまり、人は本来、自身の身体を構造通りに正しく動かすことができました。それなのに、大人になるにつれて、いつしかできなくなってしまいます。なぜでしょうか。

まず、**「身体の在り方に意識が向かなくなってしまったこと」が問題の一つ**ではないかと、私は考えています。

昔の日本人は、自分の身体の在り方を理解することで、道具を使いこなしてきました。例えば、日本刀です。人を切るという意味では、西洋の剣よりもとても優れた切れ味を持っていますが、殺傷力を高めた結果、扱う際には自分の身体の在り方が非常に重要で、その在り方を知らずして使いこなせるものではありませんでした。

というのも、西洋の剣であれば、両側に刃があるため、全力で振り下ろせば相手を骨ごと砕き切るか、真っすぐ突き刺せば相手を倒すことができます。しかし、日本刀は片側にしか刃がないため、やみくもに振り回しても相手を切れず、下手に使えば刃が折れてしまう。また、先端にかけて反りがあるため、鞘から抜きにくい。上手に使いこなさなければ、人を切るどころか、なんの役にも立たないものでした。

だからこそ、日本刀を使いこなす、宮本武蔵のような剣豪になるためには、自分の身体の在り方を知り、身体の構造上どうすれば日本刀の能力を最大限に引き出せるかを考えなければならなかったのです。言い換えれば、この時代の人たちにとって、道具を使いこなすためには自身の身体を構造通り、正しく上手に使う必要があったということです。そのためには、自分の身体の在り方をちゃんと理解しておかなければなりませんでした。

次のページの図の、江戸時代の人の箸の持ち方や魚のさばき方をご覧ください。描かれている人々の箸の使い方が「ちゃんとしていない（正しくない）」「きれいじゃない（下手）」

と感じられるのではないでしょうか？　魚のさばき方も、みなさんから見ると「包丁の持ち方がおかしい」ですよね？

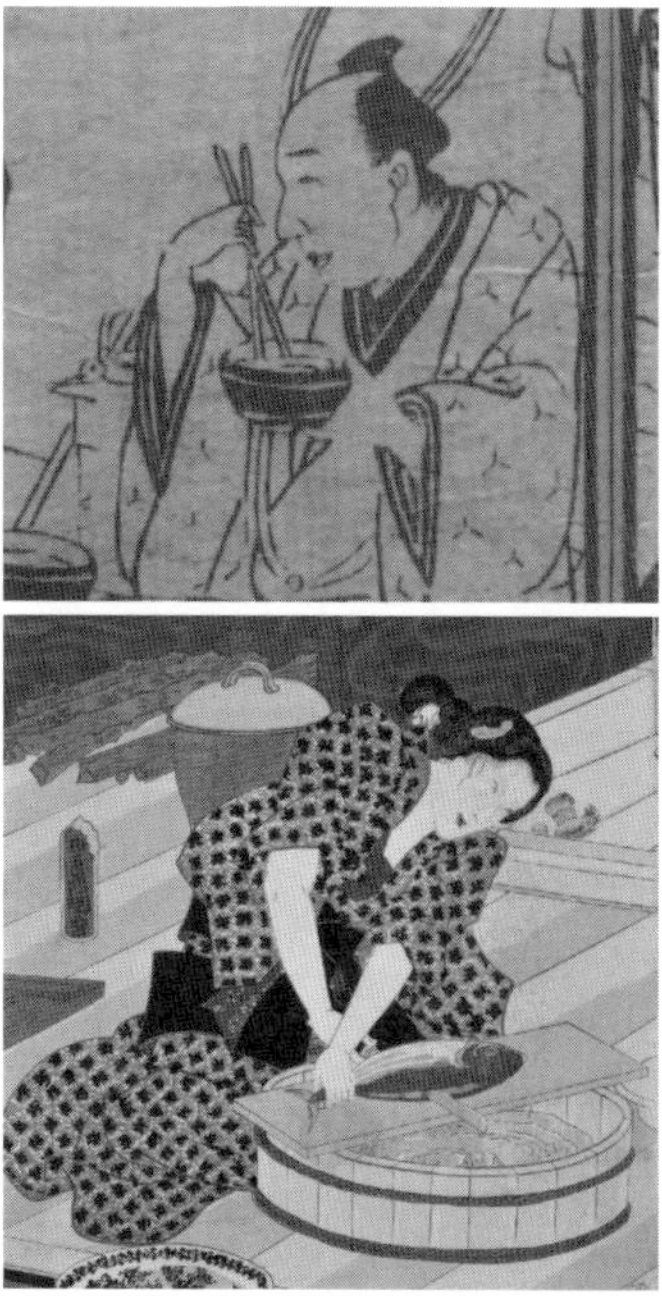

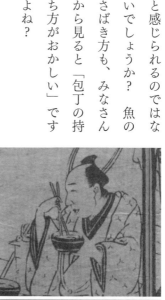

現在の感覚からすると「正しくない」箸の持ち方、包丁の使い方をしている様子が、浮世絵に残されている。（上）芝全交　黄表紙『京鹿子娘泥鰌汁』より（下）『豊國十二ヶ月』三代歌川豊国（歌川国貞）「十二月の内　卯月初時鳥」より

しかし、考えていただきたいのです。「食事をする」という目的を果たすには、箸の持ち方など気にせず、本人が使いやすいように使って、食べ物を口に運ぶことができればいいはずです。包丁の持ち方も、大きな魚を相手に、自分の持っている包丁をどのように動かせば切りやすいのか、自分が切りやすい動かし方で切ってもいいはずです。

つまり〝ちゃんと食べられさえすれば〟それぞれがラクな方法で箸を持てばよく、〝ちゃんと切ることさえできれば〟それぞれが上手に使える方法で包丁を持って魚をさばけばよかったのです。

赤ちゃん同様、江戸時代の人々は身体の構造上、わざわざ無理することなく、自分がその道具を使いこなす上で一番効率的な身体の使い方をすることができていました。言い換えれば、**赤ちゃんだけでなく、江戸時代の人々は大人も無意識に、身体の構造上正しく身体を使うことができていた**のです。

西洋的な正しさ・美しさの名目で行われる矯正

ところが、現代の私たちは、身体の在り方を理解することも、身体を構造通りに正しく使うこともできなくなってしまいました。

その理由の一つとして、**「きれいに」**という意味での**「ちゃんと」**という概念——西洋の新しい価値観が日本の生活に入ってきたからではないかと、私は考えています。いわゆる「マナー」と呼ばれるものです。

先ほどの絵を見て、「ちゃんとしていない」「きれいじゃない」「おかしい」といった感覚を覚えたのは、その見栄えが美しくないからですよね。その「美しさ」は、みなさんが教えられてきた「ちゃんとした」「きれいな」「正しい」「マナーを守った」ものであるかどうかで、判断してはいないでしょうか？　これは、〝ちゃんと〟食べて、〝ちゃんと〟魚をさばくという**「目的」**を効率よく達成するという意識から、〝きれいに箸を使って〟食べて、〝正しい包丁の使い方で〟魚をさばくという**「見た目」**の美しさに意識が向けられるようになった結果だといえます。

これらの意識の変化は、西洋文化の流入によって「教育」が変化したことで、私たちに植えつけられたものであるともいえるでしょう。食べ物を口に運ぶことさえできれば、どんな使い方をしてもよかったはずの箸に〝正しい〟使い方や持ち方ができ、それを覚えさせるために「矯正箸」を使って、「ちゃんとした使い方をしなさい」と教え込まれる。すると、その人が持つ身体の構造通りに使うのではなく、手先だけを使うようになっていきます。

歩き方もそうです。本来は、それぞれが歩きやすいように、それぞれの身体の在り方に合った歩き方をすればいいはずなのに「美しい歩き方」「正しい歩き方」として、「背筋や膝を伸ばし、お尻を引き締めて、かかとから地面に足をついて、つま先で蹴るようにして歩きましょう」と、〝指導〟されます。こうして、本能のままに身体を構造通りに正しく使うことよりも、〝形としてきれいに見える〟動かし方に意識が向き、その〝形〟を作るために表面の筋肉を力ませ、使うようになっていきます。

つまり、この **〝正しさ〟〝美しい〟のための矯正や指導こそが、体の使い方を構造通りの使い方から、表面的な使い方（表面の筋肉を主体とした使い方）に変えてしまう「脳の書き換え」につながっている**と、私は問題視しています。

同時に、西洋人は長距離を移動するために馬車を使うなど、「道具に頼る」という思考をもって発展してきました。一方で、江戸時代の日本人は、馬に乗れるような身分の人は多くはなく、自らの足で長距離を移動する必要がありました。例えば東京から京都まで、およそ500㎞もの道のりを一人で移動することもあったという飛脚は、いかに早く、快適に走るかが重要でした。当然、先述したような西洋式の「正しい歩き方」――背筋を伸ばしたり、お尻を引き締めたりして表面の筋肉の力を抜かないでいては、深層の筋肉を使って歩くことはできません。そのため飛脚は、必然的に、身体の構造通りに正しく歩いていたことでしょう。

第1章「『運動する＝健康』ではない」で大谷翔平選手と普通の野球選手では身体の在り方が異なるため、彼と同じバッティングフォームやトレーニングメニューを取り入れたとしても、結果は異なるという話（P18〜）をしました。そもそも「目的」は、ホームランやヒットを打つこと。大谷選手の「フォーム」という「見た目」を意識し、表面の部分をまねしようとしても、身体の在り方がそれぞれ違うため、同じ成果は得られません。意識しなければならないのは、身体の在り方なのです。

ところが、子どもの時からの教育の過程で、それぞれの身体の在り方、それぞれの身体の中身と向き合うことから意識が離れ、「どんな形であるか」という表面にばかり意識がいくようになってしまう。これが、今の日本人が、かつての江戸時代の飛脚のように、侍のように、高い身体能力を発揮できなくなった要因といえるのではないでしょうか。

公私のオン・オフがつきにくい

そのほかの環境要因として、私は日本の社会が公私のオン・オフが切り替えにくい社会であることが問題となっているように思います。

ヨーロッパや東南アジアを訪れると、「仕事はお金を稼ぐためにするもの」というシンプルな考え方の人が多いように見受けられます。定められた時間に働いて、その対価として給料をもらう。サービス残業なんてもってのほか。終業時刻を過ぎた後は家族や自分のための時間を楽しみます。

一方、日本では働くことの目的が複雑です。やりがいが大事、上司に認められたい、自己実現もしたい、たくさん稼ぎたい、出世したい……と、いろいろ求めてしまいがちです。

そもそも、やらなければならないことが多すぎて定時で終わらず残業し、平日では終わらなかった仕事を家に持ち帰って週末に仕事をしなければならない人もいれば、「もっと成果を出して、認められたい」「次の役職には○○の資格が必要だから」と、そのための時間が勤務時間内ではなく私生活に侵入している人も多いように感じます。

「仕事に必要なことは仕事中に」という考え方が基本の諸外国に対して、勤務時間内に終わらなかった仕事は個人の責任（効率が悪い、もっとがんばればできたなど）に、仕事のための資格の取得は個人のため、あなたのためだから、私生活で補いなさいという風潮があるように思います。昨今は日本でもこのような考え方は否定されつつあるものの、まだまだ根強く残っているのも事実でしょう。

育休・産休・時短などのさまざまな制度が整えられてきたことによって、女性たちは仕事と家庭の両立ができるようになり、どちらかを選択せざるを得ないような状況の改善にはつながったかもしれません。また、男女関係なく、介護をはじめとしたあらゆる理由で仕事との両立が難しかった人も、制度上は、徐々に両立が可能になってきているように思います。しかし、日本の仕事に対する根本的な価値観は、まだまだ変わってはいません。

急に介護ヘルパーさんが来られなくなったため、有休を取得し、介護の合間に家で仕事をせざるを得ない（本来ならば、「有休」を取得しているわけですから、仕事をする必要はないはずなのに、結局せざるを得ない）。もしくは子どもが熱を出して早退したため、自分も会社を早退し、家で残りの仕事をやるしかない（しかも子どもが寝た後、夜遅くに睡眠時間を削って……）。そうして、結局は自分が抱える負担が増えて、私生活に仕事が入り込んできてしまう場合も多くあるように思います。これでは、自律神経が乱れてしまうのも仕方のないことです。

近年では「働き方改革」として、ノー残業デーを作ったり、就業時間以降はＰＣの電源が入らないようなシステムにしたりと、努力している企業もありますが、長年の「残業は当たり前」「24時間、戦えますか？」という間違った美学のもとに生まれた〝暗黒の文化〟を築いてきただけに、個人も企業もなかなか「モーレツサラリーマン」文化からの脱却は難しく、私生活を犠牲にして仕事をしてしまうのも仕方がないのでしょう。
まずは**「公私のオン・オフがつきにくい社会に生きている」という視点をもち、「自分の自律神経は気づいていないところで乱れているかもしれない」と自覚することが大切です。**そして、そういった環境要因を踏まえて自分と向き合うことが、自分の身体の変化に早期に気づくチャンスを増やしてくれるはずです。

同調圧力がストレスを作り出す

では、公私のオン・オフの切り替えは、個人の意識の問題だけで変えられるでしょうか。オン・オフを明確化できない理由の一つに「同調圧力」があります。

同調圧力と聞いて、何を思い浮かべるでしょうか。長いことこの社会に順応していると、今の状況・環境が当たり前となり、日本に根強く存在する同調圧力に気がつかないことがあります。

例えば、仕事に対して「やりがい」をもたせようとするのも、日本社会特有の同調圧力のように思います。〝結果として〟今の仕事にやりがいを感じるのは素晴らしいことです。しかし、必ずしも仕事にやりがいを感じる必要はありません。

「仕事はあくまでお金を稼ぐものであって、やりがいはほかにあります」という考え方が海外では否定されないのに対して、日本は仕事にやりがいを感じることが〝あたかも〟必要だとか、仕事にやりがいがあるほうが幸せだという風潮があります。そのため、「やりがいのない仕事はダメ」「やりがいのある仕事がしたい」と、自分が何にやりがいを感じるかもわからないままやりがいが独り歩きし、それが見つからずに悩み、ストレスを感じる人もいるでしょう。

ほかにも、上司、同僚、チームメイトが仕事をしていると、自分の仕事を終えていても帰りづらいと感じる人は多いでしょう。海外では、周りが仕事をしているからといって帰りづらいという感情などなく、自分の仕事を終えたらみな帰宅します。デスクでコンビニおにぎりを片手に忙しそうにしている上司を横目に、同僚とランチに出かけるのに気が引けて、さっさと食事を済ませてデスクに戻ったり、休みの日でも仕事のメールが来ると「仕事している人もいるんだ。自分も合わせなきゃ」と、ついつい確認してしまったりする。本当はビールが好きじゃないけど、みんなに合わせて最初の1杯はビールにしておこう……。

こうした同調圧力は個人ではどうにもし難く、意識を変えることも容易ではありません。そうなると、これもまた、環境要因になると私は考えています。

時をさかのぼれば、保育園や幼稚園では、全員で同じことをやるようにスケジュールが組まれています。この時間はお絵描き、次はお歌。一方でヨーロッパなどでは、室内で遊ぶ時間というのは決まっていても、お絵描きをしようが、絵本を読もうが、歌を歌おうが、踊ろうが、それぞれが好きなことをするように促しているところもあります。対して日本の場合は、子どもが「今はお絵描きの気分じゃない！」と思っていても、ほかのことはさせてくれません（ほかのことをしようとすると、「みんなはいい子でやってるのに」と言われてしまいます）。

〝連れション〟という言葉を耳にしたことがある方も多いと思います。トイレに行きたいわけではないのについていく（友だち＝常に一緒。だから、友だちなら一緒に行くでしょうという無言の圧力）。これもみえない同調圧力の一つといえるのではないでしょうか。自分の好きなこと・したいことが、たまたまみんなと一緒だったということであればストレスは少ないでしょう。しかし、本心では「本当は休日に仕事のメールをチェックしたくないのにな」「最初からビールよりもワインがいいのにな」「トイレに行かずに席で待っていたいのにな」と心のどこかでは思っていると、当然、周りに合わせてしたくない行動をする＝ストレスになります。

みんなが高校に行くから行く。親が行けというから大学に行く。

自分は勉強が嫌いだから大学には行かない。大学に行く目的がないから行かない。

そう言える人は、少ないのではないでしょうか。もし大学に行かないというのなら、何かほかのもっともらしい理由――例えば美容師になるための専門学校に行きたい、海外に留学したいなど――がないと、その選択をしづらい。「ゲームが好きでゲームに没頭したいから、とりあえず1年、社会人になるのを遅らせたい」なんて言ったら、きっとあきれられたり、怒られたりしてしまうでしょう。「そんなに好きなものが見つかってよかったわね！」とは、なかなかなりません。ゲームも近年は「eスポーツ」などといわれ、職業として認められつつあるため、ゲームに没頭していても「ちゃんとしていない」と思われにくくなってきましたが、日本では〝自分がちゃんとしていないと思われないように〟、自分も親も周りもみんなが必死になっているように感じます。ちゃんと勉強するのも、ちゃんとした職に就くのも、ちゃんと仕事するのも、ちゃんとした親になるのも、「ちゃんとしていないこと＝ダメ、悪」のような考え方が根底にあるからだと思います。

そして、この〝ちゃんとしなきゃいけない〟という価値観は、同調圧力により、強調されてしまっているように思います。

それゆえ、ちゃんとしていないことに対しての当たりや批判も強くなりがちで、「働きたくないなら働かなくていい」とか「母親だからって毎日手料理を作る必要はない」などといった考え方にはなかなかなりません。だからこそ、ちゃんとできない自分を責め、ちゃんとできないことにストレスを感じてしまいます。

人生に正解はありません。

いわゆる〝ちゃんと〟している生き方・働き方でなくても、それぞれの理想的な、楽しい人生があるはずです。にもかかわらず、それが〝ちゃんと〟しているかどうかを考え、その世界の中で生きようとすると、実はみえない多くのストレスを抱えることになります。

同調圧力という環境要因は、日本に住んでいる以上、避けることはできません。そうなると、自分の考え方を変えたり、無理に社会に抗おうとしたりするのは必ずしも得策とはいえないでしょう。ならば、自律神経が乱れたり、ストレスがかかったりして、力みやすく固まりやすい社会にいることを前提として、この環境にも耐えられる身体にしていこうとすることが一番ではないでしょうか？

Chapter 04

3 ゆるませ習慣を身につけよう

本書では、まずは身体と向き合って、感覚値を正常にするために身体開発を行い、身体の在り方を変えましょうということを繰り返しお伝えしてきました。

環境要因という解決することが難しい問題にも耐えられる、むしろそれ以上につらいどんな状況、環境下でも健康に悩むことのない、丈夫な身体にしていってほしいという思いを込めて、説明してきたつもりです。

毎日、さまざまな要因で多かれ少なかれ生まれる力みや固さを、できる時だけでもゆるめられれば、1年後、5年後、10年後のあなたの身体の在り方は大きく変わります。

みなさんは多忙でストレスフルな毎日を送っているかもしれませんが、ちょっとした隙間時間はあるはずですし、何かしながらでも構いません。ほんの少しの時間でよいので、自分の身体のために時間を使っていただきたいのです。

私たちはロボットではないので、不調な部分を取り替え、新しいものにすることはできません。当たり前ですが、時間とともに老化していく自分と、一生付き合わなければならないのです。この先の人生で一番若く、一番変わりやすいのは今、この瞬間の自分です。だからこそ、やらなければならないことで無理をする、がんばりすぎて健康から遠ざかるのではなく、趣味や好きなことをして癒やされる時間、何もしないでぼーっとする時間も、あなたが健康でいるためには必要なのだと忘れないでください。

毎日変わる自分の身体

身体は毎日、在り方が異なります。その時、その状況で、どこの筋肉に力が入っていて、あるいは抜けていて、どこの骨や関節を使っているのか——そのすべてが変わります。それにもかかわらず、「毎日10回、腕立てをすると決めているから」「これさえすれば大丈夫」

と、ルーティンで何かを行っても、その日のあなたの身体に合っているとは限らず、効率的ではありません。

一流のスポーツ選手にもルーティンを持っている人がいます。元メジャーリーガーのイチローはバッターボックスに入った時に、バットをグルグルと回す特徴的なルーティンがありました。

ただし、あれは「このルーティンさえ行えば、結果が出る／精神が安定してパフォーマンスが上がる」という意味で行っているわけではありません。ルーティンを通して、身体の在り方を念入りにチェックしているのです。

現在のプロ野球選手の中で、毎日のルーティンとして「素振り1000回」を課しているという人はほとんどいないでしょう。バッティング練習では、身体のどこが使えていたのか、何がどうなったからいい球が打てたのか、反対に打てなかったのはなぜかを検証し、一回一回確かめながら練習する人がほとんどです。

イチローのルーティンも、その流れの延長上にあるものです。**うまくいった時の身体と**

バッターボックスに入った〝今〟の身体の在り方は異なります。〝今〟の状態を自分で感じられるようにならなければなりません。毎回同じ動きをすることで状態を把握し、その日の在り方に合った身体の使い方を考えたり、フォームを微修正したりする。それによって高いパフォーマンスを発揮しているのです。

反対に、自分の身体を理解していない例として身近なものが、「運動会のお父さん」です。学生時代は人並みに運動していたという自負があるため、子どもの運動会の「父兄の徒競走」になんの準備もないまま参加するお父さんたちがいますよね。お父さん自身、昔の〝動けていた頃の自分〟のイメージで走るものの、身体はイメージとは大きく乖離しているため、思ったように走れなかったり、派手に転んだりしてしまいます。これは、今の自分の身体が理解できていない、典型的な例です。この場合、10代と30〜40代では身体が大きく変わっているので、自分の身体の変化に気づける人は多いはずですが、本来は昨日と今日の違いを感じられるぐらいでなければ、運動能力の維持はもちろん、向上させることはできません。

一流の選手はとにかくこの感覚値が非常に高いレベルで、微妙な変化にも気づけるからこそ、しっかりと結果を残すことができるのです。

感覚値を上げ、身体の在り方を自分で説明できる。それくらい自分の身体がわかるようになると、健康のために何をどうすべきなのか、その打ち手が見えてくるはずです。

自分の問題は、自分の中にしか答えがない

とはいえ、身体の在り方を正確に理解するのは簡単なことではありません。ですから私は、あなたの身体の在り方を完璧に理解しろと言うつもりはありません。ただ、在り方という概念を知り、少しでも理解しようとすることが大切だと伝えたいのです。

そのためには、まずは自分の身体と向き合う努力をすることが重要です。そうしてようやく、あなた自身の健康な身体作りに向けたスタート地点に立つことになります。これは

私が初診の患者さんにいつも、お伝えしていることでもあります。

例えば、初診の患者さんが「膝が痛い」と来院したとします。私はいきなり施術をすることはしません。まず「どのあたりが痛いですか」「どういう痛みですか」「どうすると痛いですか」「いつの時間帯が痛いですか」「なぜ痛み出したのですか」「何をすればよくなると思いますか」などと質問し、自分の身体と向き合うように誘導します。

そして2回目以降は、私は「どうですか」としか聞きません。それは、自分の身体と向き合って、自分の言葉で自分の身体がどういう状況なのか、何が原因だと思っているかを話してほしいからです。

これは、**自分と向き合う習慣をつけるトレーニング**にもなります。

身体がつらくなる原因は山ほどありますが、その原因を一番理解しているのは、ほかの誰でもない、あなた自身です。それにもかかわらず、原因として思い当たるものが何もないというのは、自分の身体に興味関心がないということ。

最初のうちは、その原因が合っているか、間違っているかは重要ではありません。原因について考えること、ご自身の身体とそれに関連する生活環境に向き合うことが大切なのです。それをしなければ、つらくなった時以外は身体のために何もしない人間になってしまいます。

カップラーメンを前にして「これを食べたら身体に悪いかも……」とモヤモヤしていたのに、食べた後は何も気にしない。ただ「おいしかったな」で終わりにしていませんか？翌日、おなかがゆるくなっても「理由がわからない」と嘆いていませんか？

それはカップラーメンのせいかもしれないし、エアコンや冷たい飲み物で身体が冷えたのかもしれません。いずれにしても、「〇〇しちゃったせいかな」と要因を考えることが大切で、それをしなければ同じ過ちを何度も繰り返すことになります。

整体師や医師は、あなたの日常を知りません。あなたが何を食べたのか、どんな行動をしたのか、どういった体調の変化をどのタイミングで感じたのか。それを知っているのはあなただけです。そしてそこにしか、不調の原因は存在していません。答えを一番よくわかっているのは、あなた自身なのです。

最後に、繰り返しにはなりますが、私からみなさんの健康のためにご提案したいのは、「自分と向き合い、ゆるませ習慣をつける」ことです。私が本書のタイトルに「ゆるませ習慣のススメ」とつけたのは、ただ「方法」を知るのではなく、健康に対する考え方を変え、身体の在り方を変えるための「習慣」を自然と生活の中に取り入れるきっかけにしてほしかったからです。

試していただいた通り、私が教えている身体開発には、難しいものやたくさん時間が必要なものは一つもありません。まずは身体開発で、自分がいかに固まっているかと、その固まりに気づけないほど感覚が乱れていることを実感してください。そうして、ゆるませ習慣を無理なく身につける。あなたが健康に費やしてきた時間を、これからは「自分の身体の在り方を変える」ことに使ってみませんか？

それを実践した人が、本当の健康に近づくことができるのです。

Chapter
04

COLUMN

整体とリラクゼーションマッサージは全然違う!?

突然ですが、みなさんは整体とリラクゼーションマッサージの違いはわかりますか？　どんな時に整体に行き、どんな時にリラクゼーションマッサージに行くのでしょうか？

実は今、両者の境目がとてもあいまいになっています。いずれも手技による施術を提供しているため、区別が難しい場合もあるでしょうし、事実、施術する側がその境界線をゆがめてしまっている例も少なくありません。

では、この2つの違いとはなんでしょうか。両者が大きく異なる点は、

❶ **目的**
❷ **時間**
❸ **刺激量**

の3つです。

例えばみなさんの中には、慢性的な肩こりや腰痛に悩まされている時はリラクゼーションマッサージに行く、という人も多いのではないでしょう

か？

「はじめに」（P02）でも触れたように、おそらく、施術直後には「あぁスッキリした」「ラクになった気がする」と、満足されていますよね？　しかし、その「スッキリ」や「ラク」は、いつまで続いているでしょうか？

その瞬間は、リラクゼーションマッサージによって「よくなった」と感じているかもしれません。しかし、この「よくなった」というのは、その場の話であって、根本からよくなったわけではないため、しばらくするとまた、肩こりや腰痛に悩まされてしまうのです。

もしもあなたがこれらの症状に悩まされていて、「よくしたい」という思いをお持ちなら、整体に行かなければなりません。マッサージ店の施術のゴールは、「心地よさ」を感じてもらうこと。どうすればあなたが心地よく感じてくれるかを考え、マッサージするのがリラクゼーションマッサージです。一方で、患者さんの自己治癒力と回復力が高まるサポートをし、「改善」というゴールを目指すのが、整体の役割なのです。これが、❶に挙げた**「目的」**の違いです。

整体では、「よくなる」ことが目的ですから、「心地よい」かどうかは関係ありません。

ということは、1回の施術時間は、短ければ短いほどいいはずです。例えば、歯科医を思い浮かべるとイメージしやすいかもしれません。同じ虫歯であれば5分で治してくれる歯科医と、1時間もかかる歯科医では、前者を選びますよね？

長時間施術すれば、それだけ身体に与える負担も大きくなります。そのため、時間は短ければ短いほど腕がいい先生であり、「時間」に対してではなく、「内容」に対して料金が設定されているはずです。対して、リラクゼーションマッサージでは、施術時間が長いほど、料金も高く設定されていますよね？　これが、❷の**「時間」**の違いです。

心地よさが目的なので、リラクゼーションマッサージの場合、長い時間やってもらったほうがうれしいのは当然だと思います。しかし、整体で受ける施術も長い時間やってもらうことを望んでしまうのは、両者を混同してしまっている証拠です。

3つ目の違いは❸**「刺激量」**です。ここでいう刺激量とは、〝与える刺激に対しての受け手の身体の反応〟です。整体においては、よくすることが目的なので、ただやみくもに刺激すればいいということではなく、相手の身体がどのような反応をするのか、どのような変化を起こすのか、考えながら施術しなければなりません。

リラクゼーションマッサージにはさまざまなタイプがありますが、「よく通っている」

という人ほど、グイグイと指圧されるほうが、「スッキリする」「効いている気がする」と感じるのではないでしょうか。整体の中でも、バキバキ、ゴキゴキと施術をする場合もあるので、そのほうが効くと感じている人も多いでしょう。

しかしこれは、刺激量の観点から考えると正解ではありません。

リラクゼーションマッサージの場合は「心地よくなること」が目的ですから、時に強さを求める気持ちも理解はできます。しかし整体の場合は、「治りやすい身体」を作ることがゴールなので、刺激量を無視してはいけません。多くのストレスにさらされ、身体の表面の筋肉が固くなっている現代人に対して、必要以上の強刺激を与えてしまっては逆効果になりかねないからです。

例えばラーメンの味付けをイメージしてみてください。みなさんは、おいしいラーメンが食べたいですよね。それは適量の塩加減のはずです。しょっぱすぎるのはおいしくなく、身体にも悪い。つまり、しょっぱすぎる＝強刺激は、身体にとっても負担が大きいということです。

なんのために整体に行くのか——。その「目的」に立ち返って、整体とリラクゼーションマッサージを上手に使い分けてくださいね。

あとがき

―整体との出会い―

筋肉＝強さだと思い込み、〝身体作り〟を始める

私が整体師になったきっかけは、合気道との出会いでした。合気道を究めていく中でたどり着いたのが、整体だったのです。

そもそも「身体」に対する関心が最初に芽生えたのは、中学校に進学した頃です。そこで私は、大きなコンプレックスと戦うことになりました。そのコンプレックスとは、「身長が低い」ということ。

親しみの意味もあったのでしょうが、同級生たちからは「チビ」と呼ばれていました。負けん気が強かった私はそれが悔しくて、彼らを見返してやるために牛乳を毎日2リットル飲み、「誰よりも強くなりたい」と思うようになりました。

中学1年生の夏、「強くなるには身体を鍛えればいいのでは」と思い立った私は、筋トレをスタート。学校から帰宅した夕方5時頃から7時までの約2時間、腕立て100回、腹筋300回、背筋300回、スクワット300回などを毎日こなし、週末には友だちと遊ばずに家に引きこもり、このメニューを2〜3セットこなして、過ごしました。

トレーニングの甲斐があり、中学3年生になるとムキムキな身体を手に入れた私は、今度は「チビ」だけでなく、「筋肉、プロテイン」といったあだ名で呼ばれるようになりました。ムキムキの身体で反撃に出ると恐れられ、変なやつだと周りから距離を置かれながらも、やはり「筋肉=強さ」なのだと、この頃までは思い込んでいたのです。

武術を研究し、合気道にたどり着いた高校時代

そんな私が「筋肉=強さ」ではない——と気づいたのは、高校生の頃です。それまで

私は、筋トレと並行して、ボクシングや空手、柔道の道場などにも通っていました。ところが、いずれも少しやってみると、身体が大きい人のほうが有利なことを実感しました。だからこそ体格別に階級があり、大きい人は大きい人同士、小さい人は小さい人同士で競い合っているのです。

軽量級で勝てたとして、それは「本当に強い」ということなのだろうか――どこか、腑に落ちない思いがありました。小さい人の中で勝ち抜いても、大きい人が相手だと負けてしまう。大きい人だって、さらに大きい人が出てきたら負けてしまう。それは果たして「強い」ということになるのか――？

その答えを求めてさまざまな文献を読み漁っているうちに、強い武士が必ずしも大きかったとは限らない、ということを知りました。

そこから武術・武道への関心を強め、研究するようになりました。そして高校生になってたどり着いたのが、合気道です。

合気道の開祖・植芝盛平は身長156センチと小柄な人です。漫画『グラップラー刃牙』（板垣恵介・著）に登場する柔術家・渋川剛気のモデルとなった武道家・塩田剛三も154センチでした。合気道には、小さい人が大きい人を投げ飛ばすという、私の憧れの世界があったのです。

近所の合気道道場に通い始めると、その先生は小さくはありませんでしたが、「自分の力だけでなく相手の力を利用することが重要だ」と教えてくれました。

高校3年生の頃には、新宿にある合気道道場の総本部にも通うようになりました。その当時は昼間から一人でわざわざ本部道場に通う高校生などほとんどおらず、明らかに浮いた存在、変な高校生と思われましたが、「もっといろんな方々と稽古したい」という好奇心が強くありました。

そこでは自分よりもずっと大柄な多くの外国人が稽古に参加していたのですが、まだ白帯だった私でも、自分よりもはるかに大きな彼らを投げ飛ばすことができました。そこで、やはり「身体の大きさ＝強さ」ではないと実感したのです。とはいえ、まだ筋肉による強さも半分は信じていたので、せっせと筋トレにも励む毎日。約6年にも及ぶ筋トレルーティンが色濃く染みついていました。

身体への考えを一変させてくれた師範からの教え

その考えが一変したのは、大学の合気道部に入ってからのことです。師範から、今の私の考え方の礎となることをたくさん学びました。すなわち、「力を抜く」「身体を構造通りに使う」「骨を使う」「力まない」「身体を一体化して使う」といったことです。

しかし、師匠が言葉で論理的に説明することはありません。武術や武道は基本的に見て学ぶ世界。ですから最初は「力を入れるな」「身体を一体化するんだ」と言われても、理解できませんし、体現できませんでした。

でも師範を見ると、確かに力を使っているようには見えない。私が鍛え上げた筋肉で上から思いっきり押さえつけても、ひょいと投げられてしまうのです。筋肉だけが強さではないとは気づきつつも、それを自分の身体で自在にコントロールできるようになるには「身体をゆるめる鍛錬」が必要だと、そこで初めて知りました。それからは武術の本や身体をゆるめるための本を読み漁っては自分で試し、師範の身体の使い方を見て学びましたが、若かりし自分には、なんとなく理解したつもりでも深く理解できず、実践してもうまくいかなかったのです。

結果的に達人のトレーニングをただまねしてやろうと思い、筋トレの種類を徐々に変えることにしました。以前は腕立てやスクワット、腹筋といった王道のメニューをこなしていましたが、大学時代の筋トレは、四股を1日1000回、八角棒の素振りを1000回。ストレッチも毎日念入りに30分以上やっていました。

武術と整体は表裏一体

これだけ運動やトレーニングをやっていたので「さぞかし健康体でしょうね」と言われますが、これが真逆なのです。

大学時代の合気道の稽古では、力んだ身体で受け身を取ったり、板の間に叩きつけるように投げられることもありました。当然ながら身体のあちこちを痛めます。腰痛にもなりましたし、首は常にむちうち状態。膝や肩もケガをしました。そのため、整体院にも通うようになりました。

そこで紹介された整体の先生が、合気道や武術をたしなんでいる方でした。その先生の施術を受けているうちに、武術と整体のつながりがだんだん見えてきました。両者には、「力を抜く」「身体を構造通りに使う」など、身体の使い方という意味で表裏一体なところがある——。

施術を受けているうちに、応急処置や回復法を理解できるようになり、大学3年生の頃にはケガをした部員に対して自然と初歩的なケアやアドバイスができるようになっていました。私自身も、身体の使い方とケアに興味が出てきて、積極的に知識や情報を身につけていったのです。その姿を見ていたのか、整体の先生が整体師への道を勧めてくれました。

私自身は「合気道の師範になって道場を開きたい」という夢を持っていましたが、すぐには難しいだろうとも理解していたので、大学卒業後は大手食品会社に就職。勤めながら合気道道場に通い、週末には整体の勉強にも励んでいました。

勤務先はいわゆる大企業。仕事帰りや休日に合気道をしながら、安定した生活を送るという選択肢もありました。ただ、昔から周りと同じことをするのが苦手な変人タイプですので、このまま安定したレールに乗って人生を歩むことはやはり無理だ、周りとは違う自分のやりたいことを追求したい――と思うようになり、お世話になっていた整体の先生の「整体師に向いているよ」という言葉を思い出したこともあって、整体師への道を歩もうと決心しました。周りの反対を押し切り、やはりここでも変人扱いされながらも会社を退職。そもそも昔から「身体」への関心もあったため、整体の専門学校に入り、卒業後は大手整体院で臨床の経験を積みました。

専門学校ではマッサージや、いわゆる〝バキバキ系〟のカイロプラクティック、足裏マッサージなどを一通り学びました。最初に勤めた整体院では、マッサージもカイロプラクティックも力勝負。グイグイ押します。

ただ、最初は教わった通り素直に施術していましたが、徐々に疑問を持つようになりました。マッサージをグイグイと力強くやっていたけれど、早い方は数日後にはまた来院するなど、根本的なつらさの緩和にはつながっていないように感じる。力任せの施術は患者さんのためになっているのだろうか？　力強いマッサージのほうが、施術を受ける方にとっても本当に気持ちがいいのだろうか？

そもそも施術する側も、グイグイ力を入れていると当然ながら疲れます。カイロとマッサージと足裏のセットで2時間コースになるとヘトヘトです。

そこでまずは、自分が自分の身体を守るためにどうすればいいかを考え、合気道で学んだ「力は使わないけれども、強さを発揮できる施術」にシフトしていきました。力の入れ方を控えたマッサージは疲れませんでしたし、刺激量の微調整ができてとてもやりやすくなりました。

力任せの施術の限界を感じ、根本的なアプローチへ

同時に、患者さんへのアプローチも考え直していきました。私の施術によってある程度は痛みやつらさの緩和にはなっているけれども、痛みがすぐにぶり返してしまうという方もいる。痛みや不調に対する対処をメインとした今のアプローチは、何か間違っているのではないか？　根本的な解決につながっていないのでは――？

疑問が出てきては本を読み漁り、加えて整体の手技ＤＶＤも買い漁り、そのセミナーに出ては技術を身につけ試すことを行い、自分なりの「整体」を追求し続けました。そうしている中で出会ったのが、**「痛いところに原因はない」**という考え方です。

この考え方を取り入れて施術すると、患者さんがよりよくなっていくことがわかりました。そこで、何度も通ってもらうのではなく、１回の施術でよくすることにこだわり始めました。

１年ほど試行錯誤しましたが、またもや違和感が出てくるようになりました。

確かに、患者さんを1回で治すことができている。しかし、またつらくなってしまうというケースが多々起こる。セルフケアを教えても続かない、やってくれない。患者さんにとって何が大切なのか？　あらゆる整体の技術セミナーに参加し、自分自身が迷走してしまいました。どのセミナーに出ても自分のモヤモヤが解消されない。

こうして施術の方向性に悩んでいる時に、患者さん自身の治癒力を上げ、根本改善につながるという理論に出会いました。

これまでの「痛みをその場でどうにかする」という考え方ではなく、**「痛みではなく患者さんにフォーカスする」**という考えが非常に腑に落ち、迷走していた自分に光が差したのです。

技術ばかり追い求め、患者さんの痛みを解消することばかりにとらわれた自分には、目からうろこでした。患者さんの身体をよくしていくために、技術だけではなく、どのような考えを持って臨むか。まさに哲学です。ここで自分の身体にちゃんと向き合うことが、よくなる第一歩であると悟りました。

この理論を提唱する整体の師匠との出会いが、私の整体人生を加速させ、世界各国で施術ができるほどの整体師になることを可能にしたのです。

そして、より多くの不調に悩む方々を救い、健康へと導くために、施術する側である整体師を指導する立場のインストラクターとして活動する機会も与えてくれました。自分自身の整体哲学ができた私は自信がみなぎり、身体の根本から改善したい人に対応できることを強みとする、みなみ整体院を2014年に開業しました。

腰痛をどうにかしてほしいという方に対しては、すぐに痛みを取ることを目指しつつも、なぜ痛みが出たか、どうすれば今後痛みが出ないようになるか、患者さんに丁寧に時間をかけて丁寧に説明し、理解してもらうことを主としました。

また、慢性的な肩こりを根本から改善したいという方に対しては、肩だけでなく身体全体を施術し整えることで、肩こりに悩まない身体を作ることにしたのです。すると、多くの方に認められ、すぐに予約が取れない繁盛院となりました。

身体のさらに内側へ――内臓への理解も深める

もちろん整体技術をさらに磨くことも欠かせません。しかし、技術を増やすことよりもさらにベースをしっかりとさせなければならない。筋肉や骨格に関してより深く学ばなければなりません。医師は医大で解剖実習があり、人体を知った上で診療します。しかし、日本では医師や医学生以外は、メスを持って人体解剖をすることが禁止されているために、その機会すらありません。学校や本で理論は学べますし、イメージはできますがリアルを知ることはできないのです。

実際に解剖した身体の中身を見たことも触れたこともない者に根本的な施術ができるのだろうか？

そう考え、年に数回ハワイ大学で実施されている、整体師やセラピスト向けの人体解剖実習セミナーに何度も参加。人体解剖を通じてさらに人体への理解を深め、アプローチ法を突き詰めていきました。

整体師のテリトリーは筋肉や骨がメインと考えられていますが、人体には当然内臓やあらゆる神経の司令塔である脳もあります。根本的となると筋肉や骨だけでなく、内臓や脳に対しても施術すべきではないかと考え、「内臓整体」や「頭蓋骨整体」を行うようになりました。

先ほどの師匠が施術方法として行っていたのがこの2つであり、それをマスターしていくことになります。

内臓整体は内臓に間接的に手を当ててアプローチし、内臓のゆがみを整え内臓機能を高める整体。頭蓋骨整体は頭に手を当てて、頭蓋骨のゆがみを整え、脳脊髄液を含む全身の体液循環をよくし、間接的に脳や神経の異常を正常に整える整体です。

ストレスが多い現代社会。働いている場所や働き方（ずっとパソコンに向かっているのか、肉体を駆使する仕事なのかなど）、人間関係、気候。さらには外食が増え、添加物や炭水化物、脂質の多い食事、野菜不足、飲みすぎ、タバコ、スマホなど……。

こうした日常生活のストレスや生活習慣が、内臓や脳に負荷をかけてしまっているのです。ですから、内臓や頭蓋骨を整えることで、筋肉や骨格までも整え、全身の循環をよくし、ゆるんだ身体にする。結果的に肩こりや腰痛が改善しやすい身体、つまり不調になりにくい身体へと変えていくのです。

このような理論の整体にシフトしていくことで、普通の整体では対応するのが難しいとされる症状を改善していきたいという気持ちが芽生え、原因不明の不妊症や難病やがん、どこに行っても改善が見られない患者さん専門の整体院へと変わっていきました。

不妊症や難病など難しい症状を改善させようとする際に、日頃の食生活の影響は無視できません。そこで栄養学も徹底的に勉強しました。するとどうでしょう？　勉強すればするほど、さまざまな食品が気になり始め、私の実生活はかなりストイックになっていきました。

肝臓は毒素を解毒する臓器です。負担を軽減するのであれば、肝臓にいい食事を摂る、肝臓に悪い食事を摂らないというのがシンプルな解決策です。ところが突き詰めて考えると、アルコールは肝臓に負担をかけるから毒だ、薬は毒だ、添加物は毒だ、健康によいとされている野菜も農薬が使われていたら身体に毒、肉も抗生剤が入っているから毒……と、スーパーで売られているものの食品表示を見てはあれもダメ、これもダメとなり、もはや何を口に入れていいのかわからなくなっていきました。食品の安全性を意識するあまりに、食べられるものがなくなるという事態に陥ったのです。

それでもストイックな私ですから、口にするのは無農薬の野菜、添加物の入っていない調味料、良質な魚や肉などに限り、電子レンジは使わない（粗大ゴミとして処分）など、極端な食生活を送っていました。

当然、健康のための理想的な食生活ですから、よかれと思って患者さんにもお伝えしましたが、あまりにストイックすぎて「それを実践するのは難しい」「そこまで食事に気をつけられません」と言われてしまう始末。私自身も、気をつけすぎることでストレスがたまっていることに気づきました。食材を徹底的に吟味し、食事からいい栄養素を摂る。健康な身体作りの理屈には合っています。実際に、私の「体調」は悪くなかった。しかし、「幸せ」かと聞かれると、首を縦に振るのは難しい状況でした。

今思えば、好きなように食事ができないというストレスの影響でしょう。どんなに食事を気にしても、食事に対して過度にストレスを感じてしまっては意味がないのです。ストレスがかかると身体は力みやすく固まるようになり、内臓の働きが悪くなります。すると、栄養素が効率よく吸収されません。何よりもストレスをためない生活が大切なのです。

「何を口にするか」も大事ですが、自身の経験から「食べて幸せと感じるか」ということも同じぐらい大事だという視点をもつことができました。同じものでも誰と食べるか、どこで食べるか、食べている時の環境や状況が身体や健康にも影響するということです（第2章「『感覚の鈍化』に気づいていない症例」P66参照）。

また、例えば「添加物を絶対に摂らない」とマイルールを決めるとします。どうしても時間が取れず、コンビニ弁当を食べなければその日は夜まで何も食べられそうにないという状況になった際に「おなかが空いているし本当は食べたいけど、禁止してるしどうしよう」とマイルールを破ることがネックとなり、ストレスを感じてしまいます。どれほど健康によいとされていることでも、「〇〇しなければならない」「こうあるべき」という固定観念が強すぎるとストレスから緊張を生んでしまうのです。

「身体の在り方」・「身体開発」に出合う

さらに問題なのは、人間は日々ストレスなどで身体が力んで固まってしまうのですが、それに気づきにくい、ということです。気づかないからこそ早めにケアができず、より固まってしまう。極限まで固ったものが痛みやつらさ、不調として出てきて初めて気づくため、大騒ぎをしてしまうのです。

その悪循環を断ち切るためには、ストレスに打ち勝つ身体を作る。何を食べても大丈夫な身体を作る。たくさん働いても大丈夫な身体を作る。つまり、身体を変えていくことが大事なのです。

ここでいう「変えていくこと」は、マイナスをゼロにするのではなく、ゼロをプラスにしていくこと。それを施術に活かしていくには、どうすればいいのか？　そもそも自分自身は、それを体現できているのか？　いずれ合気道の道場を開いて指導をしたいという夢があったため、忙しい毎日を送る中でも、合気道、筋トレ、ストレッチはずっと続けていました。しかし一方で、いつの間にかその夢をかなえる優先順位は下がり、合気道も筋トレもストレッチも、「合気道が下手にならないように」「筋肉量や柔軟性が落ちないように」という理由だけでやるようになっていました。

そうなると、「これを続けていても合気道を教えられるような立場にはなれないのではないか？」「上達したり次のステージに上がっていったりすることはできないのではないか？」と考えるようになったのです。

やるからには上達したいし、高みに行きたい。自分にとってプラスになることをしたい。そうでなければ施術にも生かせない。

ここからまた、大学時代のゆるめるトレーニングを分析し始め、合気道に打ち込みました。そして見えてきた身体の本質。それは、誰が合気道をやるのか、誰が筋トレをやるのか、誰がストレッチをやるのか――（合気道、筋トレ、ストレッチなど）やることが同じでも中身が違えば、結果がまったく違うということです。

これがまさに、**「身体の在り方」**です。

どんな身体の在り方で日常生活（食事、睡眠、運動、仕事など）を送っているかが重要なのであって、すべてはその人の在り方次第。この答えをくれたのが、フィジカリストＯｕＪｉと呼ばれる身体と武術の達人でした。「在り方」「身体開発」を教えてくれた師匠であり、人生のメンターです。

ＯｕＪｉの背中を追い続けたい、そしてその理論を多くの人に伝えたい。私は「江戸人からだ研究会」を立ち上げ、ＯｕＪｉの理論を私の今までの経験に基づいてオマージュすることで、身体の在り方の重要性と身体開発を多くの人に伝えるようになりました。

身体開発は体調の些細な変化や身体の力み具合、固さに気づく感覚値を上げるためのトレーニングでもありながら、身体をゆるませる手段でもあります。そして、身体の在り方を変える方法となります。

身体開発によって身体がゆるゆるになり、身体を構造通りに正しく使えるようになる。内臓の状態もよくなり、呼吸が深くなるので、疲労回復力も上がる。日常生活の動作で何をしても快適になる。つまり、身体の在り方が変わるのです。

私自身、あの学生の時のストイック時代を彷彿とさせるがごとく身体開発を毎日しまくっています。そのおかげで身体の在り方が変わり、合気道も一気に上達しました。整体技術も目覚ましく向上。すべての原点にたどり着いたのです。

私はインストラクターとして500人以上の生徒を指導してきましたが、その中でうまくいく人がいる一方で、うまくいかない人を数多く見てきました。素直に学んでいないことがうまくいかない理由としてありますが、大前提として、うまくいく、いかないの差は、身体の在り方だったのです。

どんな技術かではなく、どんな体の在り方で施術をするか。これですべてが決まります。在り方の概念がないと、自分には合わない、難しい整体技術だったと、いろいろな技術を求めてさまよい、迷うことになるのです。まさに、かつての私のように。

だからこそ「身体の在り方」と「身体開発」を多くの人に伝えていかなければと思い、セミナーで教えるとともに、本の力を借りたいと思いました。これが本を出版しようと思った理由の一つです。

海外での施術経験がさらなる技術と哲学を得るきっかけに

一方で私の整体院について話を戻すと、一般的な整体院ではあまり対象としてない患者さんの症状を次々と改善させていくことにより、口コミでどんどん院の評判が広がり、私一人では抱え切れないくらいになりました。

このままでは身体がいくらあっても足りない……そう思った私はスタッフを雇い、私自身は整体の師匠の協会のインストラクターとしても活動を始め、整体師から一般の方まで指導するようになりました。

普通のことができず、周りから変人扱いされてきた私は多様性を好み、海外に対して強い興味を持っていました。

異なる環境で育った人たちの身体は、どのような在り方になっているのか？　身体に対して好奇心旺盛でストイックな部分が、強く出たのです。

海外の人にも施術したいという思いから、海外との縁を積極的につかみ取りに行った結果、海外出張により、各国の人たちに施術するようになりました。

口コミで集まった方を対象にドイツ、香港、オーストラリア、ニュージーランド、フィンランド、ハワイなどへと拠点を広げ、さまざまな価値観をもち、生活環境が違う患者さんに施術をすることで、自身の整体技術と哲学に厚みをもたせることができました。

そうして、コロナが流行するまでは、2～3カ月に1回は海外で出張整体を行う生活に。海外の患者さんが増えてきたことで、「数カ月に1回の施術じゃ足りない」「月に1回来られないか？」「もっと頻繁に、継続してケアしてもらいたい」といった声をいただくようになりました。ありがたいことですが、世界中の国々に行って施術しているからこそ、同じ国へ頻繁に行くことは現実的ではありません。さらにはコロナ禍で海外に行けなくなり、施術だけではなく、患者さんが自分でできる身体開発を伝えていかなければならないと強く感じるようになりました。その思いが、本書の出版につながった二つ目の理由です。

ただし、この本で取り上げた身体開発は、ごく一部でしかありません。人間には650近い筋肉と、200を超える骨、360を超える関節があります。それらを構造通りに正しく使えるようになるのが、本来あるべき姿です。それをかなえるための身体開発は奥深く、とても1冊では伝えきれません。身体開発についてはぜひ別の機会に、みなさんにお伝えしたいと思っています。

最後に、今まで私の人生を支えてくださった先生方にこの場を借りて感謝申し上げます。整体師として世界で活躍できるまでに引き上げていただいた長谷澄夫先生。

フィジカリストとして、新たな夢を与えていただき、私自身の生きがいと使命を見いだしていただいたフィジカリストＯｕＪｉこと河上雄太先生。お二人のおかげで、今の私はあります。

そして本書を手に取り、読んでくださった読者のみなさまに感謝するとともに、自分の身体の在り方を見つめ、身体開発を行うことで、一人でも多くの方が〝健康迷子〟から脱却し、本当の健康を手に入れてくださることを願っています。

どうか、生き生きとした幸せな人生を送ってください。

２０２３年９月吉日　みなみ整体院　南 直樹

Profile

南 直樹（みなみ・なおき）

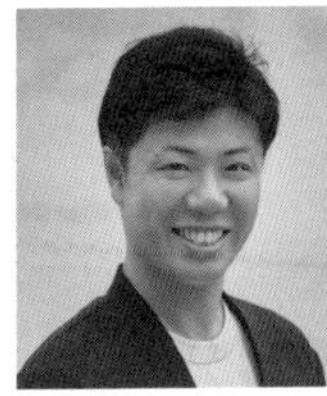

東京理科大学卒業後、大手食品メーカーでの勤務を経て、整体の道へ。東京都中央区佃の「みなみ整体院」院長。5万人以上の施術実績をもち、肩こり・腰痛のみならず、原因不明の症状も改善させ、芸能人・アスリート・医療従事者らからも支持されている。また、アメリカ・イギリス・ドイツ・フィンランド・オーストラリア・ニュージーランド・香港などにも患者を抱え、施術のために海外にも頻繁に足を運ぶ。同時に、日本手技協会の理事・インストラクターとして、一般の人から整体師まで500人以上の指導・育成にも携わる。近年は、「江戸人からだ研究会」代表・フィジカリストとして、江戸時代以前の身体の在り方を伝え、自分自身で身体を整える・健康へ導く方法の普及に注力している。合気道三段。

https://minamiseitaiin.jp/

「力まず、ゆるふわ」が健康へのヒント!

自分の身体と向き合う「ゆるませ習慣」のススメ

2023年10月29日 第3刷発行

著　者　**南 直樹**

協　力　池田倫子

デザイン　中川理子

イラスト　平松 慶　中川理子（P17、19）

校　閲　白神憲一　間瀬智彦

発行人　千吉良美樹

発行所　株式会社ハガツサ
〒154-0004
東京都世田谷区太子堂4-23-13-2F
TEL／FAX：03-6313-7795
https://hagazussabooks.com/

印刷・製本　モリモト印刷

ISBN978-4-910034-16-4 C0047